孕产康复指南

主编　程　芳

东南大学出版社
SOUTHEAST UNIVERSITY PRESS
·南京·

图书在版编目(CIP)数据

孕产康复指南 / 程芳主编. — 南京：东南大学出版社，2021.9 (2024.6重印)

ISBN 978-7-5641-9645-5

Ⅰ. ①孕… Ⅱ. ①程… Ⅲ. ①孕妇—妇幼保健—指南 ②产妇—妇幼保健—指南 Ⅳ. ①R715.3-62

中国版本图书馆 CIP 数据核字(2021)第 170666 号

孕产康复指南

主　　编　程芳
出版发行　东南大学出版社
出 版 人　江建中
社　　址　南京市四牌楼 2 号(邮编：210096)
印　　刷　江苏凤凰数码印务有限公司
开　　本　787mm×1092mm　1/16
印　　张　11
字　　数　270 千字
版 印 次　2021 年 9 月第 1 版　2024 年 6 月第 5 次印刷
书　　号　ISBN 978-7-5641-9645-5
定　　价　49.80 元

经　　销　全国各地新华书店
发行热线　025-83790519　83791830

(本社图书若有印装质量问题，请直接与营销部联系，电话：025-83791830)

《孕产康复指南》编委会

序

  马克思主义认为,人类社会存在与发展的基础是进行两种生产,即物质资料生产和人类自然的生产。妇女在物质资料生产中发挥着"半边天"的作用,又承担着孕育后代的主要责任和风险。妇女的健康问题,主要发生在妊娠期、分娩期、产褥期,这是妇女生命最脆弱、最易受伤害,而且一旦受到伤害就要影响终身的时期。国际社会把消除妇女在将新生命带到这个世界的过程中所面临的危险,视为一个社会公平和人的基本权利的问题。随着医学科学的发展,分娩期的健康风险已经大大降低,而妊娠期、产褥期的健康风险却没有得到根本的改善。为此,我国政府提出了为全民提供全方位、全生命周期的健康保障的发展战略,旨在全面提高人民的生活质量和生命质量,增强民族健康素质。

  在我国,自古以来就有妊娠期"养胎"和产后"坐月子"的良俗,这是孕产康复的核心内涵,也是祖国医学对妇女健康事业的伟大贡献。世界卫生组织关于康复的定义是指综合地、协调地应用医学的、社会的、教育的、职业的措施,使病、伤、残者(包括先天性残)已经丧失的功能尽快地、最大可能地得到恢复和重建,使他们在体格、精神、社会和经济上的能力得到尽可能的恢复,重新走向生活、走向工作、走向社会。现代康复医学是由理疗学、物理医学逐渐发展形成的医学新学科,主要涉及利用物理因子和方法(包括电、光、热、声、机械设备和主动活动)以诊断、治疗和预防残疾和疾病(包括疼痛),使病、伤、残者得到康复,消除或减轻功能障碍,帮助他们发挥残留功能恢复其生活及工作能力,使其得以重新回归社会。

  妊娠是人体生物力学紊乱的特殊过程,女性所有系统器官功能均随着妊娠的变化而改变。产褥期结束并不意味着女性的身体与心理已全部恢复,她们需要哺乳,需要适应家庭与社会的变化等,心理、身体机能、营养等需要一年乃至数年的时间才能得到恢复。为了使女性尽快从孕期生物力学紊乱的状态中恢复,孕产康复不仅针对疾病与功能,更重要的是着眼于女性产后整体康复,使其尽快适应并逐渐恢复。科学实践证明,一个全面康复的孕产妇,对于儿童的健康成长、家庭和谐以及社会稳定都具有十分现实的作用。而要实现这一目标,就必须形成围产期女性健康与康复的闭环,提供全程科学、规范、系统、有效的孕产康复指导与干预。

《孕产康复指南》的公开出版,为科学界定孕产康复服务的范畴和模式提供了依据,有助于发展孕产康复学科,促进孕产康复技术进步。衷心感谢程芳女士将自己三十几年的理论研究和实践经验毫无保留地奉献给我们,以及其团队所有专家无私奉献出自己的聪明才智,在较短的时间内编著成了此书,真诚地期待大家从中受益。

江苏省妇幼保健协会会长 沈志洪

2021 年 3 月 26 日

前　言

　　女性经受妊娠期生物力学紊乱及分娩损伤,各器官、系统均可能遗留不同程度的功能障碍,如果产后恢复不良会影响功能康复,出现并发症、妇科疾病以及严重疼痛等,影响女性产后漫长生命历程的生活质量甚至生存质量。世界卫生组织(WHO)在《母婴产后保健技术工作组(TWG)会议》上强调要重视母婴产后保健,进一步完善孕产期保健的周期,包括产前保健、正常分娩及产后时期的母婴保健。因此WHO指出产后时期对于产妇、婴儿以及家庭来说,在生理、心理、社会层面都是关键的过渡期。产后保健是继婚前保健、孕前保健、孕期保健之后,生育健康保健服务的延续和完善。

　　为此要求我们提供系统的多学科干预的孕期及产后康复服务。江苏省对此项工作非常重视,在2013年制定了国内第一个《江苏省产后康复服务规范(试行)》,历经多年实践积累,于2020年经进一步完善后颁布了《江苏省产后康复服务规范(2020)》版。根据规范要求,结合各地实践需求,在江苏省妇幼保健协会沈志洪会长的指导下,孕产康复分会专家及其他相关领域专家历经1年多的努力编写成书,以供大家参考。

　　受限于写作水平和专业水准,本书不足颇多,甚至存在错误之处,诚恳地期待同仁们批评指正以利提高。

　　感谢江苏省妇幼保健协会沈志洪会长的支持与指导,感谢各位参编人员的辛勤努力,感谢东南大学出版社的帮助。

程　芳

2020 年 9 月

目　录

第一章　概　　论

第一节　产后康复定义

世界卫生组织（World Health Organization, WHO）指出产后时期对于产妇、婴儿以及家庭来说，在生理、心理、社会层面都是关键的过渡期。传统观念认为产后时期是从产妇分娩后开始到第 6 周结束，但这并不意味着产妇身体和心理的完全恢复，哺乳仍在继续，月经周期和性生活未恢复到正常状态。产后康复指在先进的健康理念指导下，利用现代科技手段和方法，针对妇女产后这一特殊时期的心理和生理变化进行主动的、系统的康复指导和训练，包括对产妇心理以及产后子宫、阴道、盆底、乳房、形体、内分泌、营养等内容的咨询、指导和调整，使产妇在分娩后 1 年内身体和精神状况得到快速、全面的健康恢复。

第二节　产后康复内容

根据 WHO 对产后康复的具体要求，结合我国传统医学对女性产后恢复的有效干预与帮助的实际情况，产后康复的内容包含以下几个方面：①产后健康检查；②孕产期乳腺护理与康复；③孕期及产后盆底功能康复；④孕产期运动康复；⑤孕产期相关疼痛康复；⑥产后形体康复；⑦孕期及产后心理评估与指导；⑧孕产期营养指导；⑨产后传统中医康复；⑩常见妊娠合并症及并发症产后康复指导与治疗；⑪产后避孕指导；⑫产后康复相关制度及转介流程等。

随着产后康复工作的逐步开展，根据广大女性产后实际需求以及国家相关生育政策的变化，孕产康复需要进一步拓展目前已经开展的康复指导及治疗项目，以便能够更好地改善女性的产后生活质量，提高整个家庭的幸福感。

第三节　产后康复意义

　　产后康复是妇幼保健工作的重要内容之一,是继婚前保健、孕前保健、孕产期保健之后,生育健康保健服务的延续和完善。WHO曾在"母婴产后保健技术工作组"(TWG)会议上强调要重视母婴产后保健,进一步完善孕产期保健的周期,包括产前保健、正常分娩及产后时期的母婴保健。妇女在产后不能得到正确、系统、主动的产后康复保健,可能发生产后康复不良的情况,如产后子宫复旧不良、盆腔脏器脱垂、阴道松弛、性功能障碍、腹直肌分离、乳腺问题、盆腔疼痛、产后抑郁、产后肥胖等状况,影响妇女产后的身心健康,对她们回归正常生活和工作造成不良影响,甚至使家庭关系紧张,影响孩子的身心发育。为使产妇在经历妊娠和分娩后恢复到一个健康的身体和精神状态,更好地投入到今后的生活和工作中,产妇需要尽早地接受科学、系统、规范化的产后康复保健服务与正确的指导。产后康复服务的开展不仅可以主动地促进妇女产后身体和精神的康复,减少妇女产后身体和精神疾病的发生率,提高妇女产后的健康保健水平和生活质量,而且对家庭的和谐与幸福起到非常重要的作用。

　　根据美国、英国、法国等关于产后护理、产后随访和产后管理等相关指南,其建议并强调了五个关键领域:例行随访的时间;筛查情绪障碍;孕产妇健康检查;婴儿健康检查;母乳喂养的推广。

第四节　国外产后康复相关指南推荐

　　(1) 美国妇产科医师学会(American College of Obstetricians and Gynecologists, ACOG)2019年指出,应根据妇女需求进行初步评估并提供持续保健,最晚应在分娩后12周内进行全面的产后访视。就此做出如下推荐建议:

　　为了优化妇女和婴儿的健康状况,产后保健应该是一个持续的过程,而不是单次的访视,并根据每个妇女的个人需求量身定制服务和保健。

　　预指导应该在怀孕期间开始,并制定产后保健计划,应强调向父母角色的转变和完善的妇幼保健。

　　产前讨论应包括女性的生育计划、未来怀孕的期望和时机。女性未来的怀孕计划是共同决策避孕方案的前提。

　　所有妇女最好在产后3周内与产妇保健提供者联系,根据妇女的需要进行初步评估并提供持续保健,还应在分娩后12周内进行全面的产后访视。

　　全面产后访视应以妇女为中心,进行的时间也应个体化。

　　全面产后访视应包括对身体、社会和心理健康的全面评估。

　　妊娠合并早产、妊娠糖尿病或妊娠高血压疾病的妇女应被告知母体发生心血管代谢疾病的终生风险增高。

对于患有慢性疾病,如高血压、肥胖症、糖尿病、甲状腺疾病、肾脏疾病、情绪障碍和药物滥用的妇女,应告知她们及时随访的重要性,以确保持续的产后保健。

对于有流产、死产或新生儿死亡经历的妇女,必须确保有妇产科医生或其他产科保健人员对她们进行随访。

优化和支持产后家庭的保健需要政策的改变。产后保健的范围应该通过补偿政策来改变,应支持产后保健是一个持续过程而不是单次的访视。

(2)英国国家卫生医疗质量标准署(National Institute for Health and Clinical Excellence,NICE)指南建议产后随访分为三个时间段,分别是 24 小时内、2—7 天内及 2—8 周内,也提到了产后 6—8 周的常规检查。

2019 年 NICE 女性尿失禁和盆腔器官脱垂管理指南如下:

一线治疗:为压力性或混合性尿失禁女性提供至少 3 个月的盆底肌训练。对于不能主动收缩盆底肌肉以帮助锻炼和坚持治疗的女性,应考虑电刺激和(或)生物反馈。

一线治疗:为急迫性或混合性尿失禁女性提供至少 6 周的膀胱训练。如果女性不能从膀胱训练中获得令人满意的效果,在尿失禁频繁的情况下,应考虑联合使用药物和膀胱训练。对于持续性尿潴留导致尿失禁、症状性感染或肾功能不全且无法纠正的女性,应考虑膀胱导尿(间歇性、留置或耻骨上导尿)。

(3)法国妇产科医师协会(French College of Gynecologists and Obstetricians, CNGOF)产后管理指南如下:

对于无症状妇女,不建议进行盆底康复以预防尿失禁或肛门失禁(专业共识)。

建议采用盆底肌肉收缩运动康复治疗产后 3 个月的持续性尿失禁(A 级),无论尿失禁的类型。

建议采用产后盆底康复治疗肛门失禁(C 级),但不建议治疗或预防脱垂(C 级)及性交困难(C 级)。

第二章 产后健康检查

第一节 产后健康评估

一、产后健康评估

产后健康评估包括询问病史、必要的体格检查、常规辅助检查及相关特殊检查。

（1）询问病史：包括母乳喂养情况，产后的饮食、运动、睡眠和大小便，产后性生活与避孕措施，家庭社会支持等情况，同时了解产妇的心理状况。

（2）体格检查：重点检查乳汁分泌情况及乳房是否存在包块、腹部或会阴切口愈合情况、子宫复旧情况、盆底功能状况、形体评估、心理相关量表评估等。如存在影响产后女性生活质量的各种疼痛应予以关注并给予必要检查。

（3）辅助检查：产后 42 天盆底功能评估、盆底超声检查、血尿常规、白带常规等，产后 6 个月后有症状者可行宫颈细胞学检查及人乳头瘤病毒检查，如在未孕或孕期已经发现人乳头瘤病毒感染或（和）宫颈细胞学检查异常者，可以提前至产后 3 个月检查宫颈，特殊情况可早于 3 个月检查。

（4）特殊检查：有妊娠期合并症与并发症者，需检查相关疾病的转归情况。孕期出现并在产后持续存在的各种疼痛，以及产后出现的疼痛必要时可进行 X 线、CT、MRI、形体评估、运动功能评估、神经功能评估等特殊检查。

二、产后健康检查流程

（1）询问病史：产后常规检查需询问产次、分娩情况、胎儿出生体重、孕期体重增加情况、是否手术助产、有无妊娠并发症或合并症等；有临床症状患者需询问主要症状、发病时间、伴随症状、治疗及疗效情况；还要询问日常生活习惯，是否有肥胖、慢性咳嗽、慢性便秘、糖尿病、腰椎疾病、坐骨神经痛等。

（2）相关问卷调查：包括尿失禁生活质量问卷、性生活质量问卷、盆底功能影响问卷、盆底功能障碍问卷等。

（3）体格检查：包括精神状态、生命体征、一般体格检查等。

（4）常规妇科检查：正常盆底表现为会阴中心腱张力好，肛门反射存在，外阴阴毛分布正常,尿道口无红肿,阴道通畅、黏膜红润、白色分泌物量少、阴道口紧闭,宫颈正常大小、光滑、无赘生物,子宫正常大小、无压痛,附件未扪及异常。对肛提肌、梨状肌和闭孔内肌等封闭盆壁肌肉筋膜等软组织进行触压检查,以判断是否存在盆腔肌肉筋膜张力增高及疼痛、尿道两侧是否疼痛;检查尾骨与骶骨的位置及连续性是否改变、活动度如何、是否疼痛等;进行盆腔器官脱垂定量分析(POP-Q),同时还应评估会阴体、阴道口及阴道是否松弛和松弛程度。

①会阴情况评估:外阴发育是否正常、会阴体长度、生殖裂隙长度等。

②POP-Q评估方法:受检者自主排空膀胱,取膀胱截石位,双下肢分开约120°—130°,检查者右手戴无菌橡胶手套,将食指和中指放在阴道后穹窿后退1.5 cm处6点位置进行评估。受检者做Valsalva(用力屏气)动作,检查者观察病人是否有尿道下移、是否有尿液自尿道口喷出、是否有阴道前后壁膨出、是否有子宫脱垂、是否有粪便或气体从肛门喷出、会阴体活动度、是否脱出坐骨结节连线以及脱出的程度等情况。

③阴道松弛的评估方法:安静状态下,受检者自主排空膀胱,取膀胱截石位,双下肢分开约130°,检查者右手戴无菌橡胶手套,将食指和中指放在阴道后穹窿后退1.5 cm处6点位置进行评估。

④阴道松弛分度:正常是指阴道横径能并列容纳2指以下;轻度松弛是指阴道横径能并列容纳2—3指;中度松弛是指阴道横径能并列容纳3—4指;重度松弛是指阴道横径能并列容纳4指以上,或合并有会阴Ⅱ度旧裂,或阴道前后壁中度以上膨出者。

(5)专科检查:盆底功能评估、盆底肌电子张力检查、盆底肌表面肌电评估、生物反馈评估、盆底超声检查、形体评估、姿势评估、心理评估等。

(6)其他检查:血常规、尿常规、白带常规、B超、CT、MRI等。

(7)治疗与转诊:患有产后疾病或产后并发症、合并症,需要接受临床治疗的,应及时转诊到相应的医疗机构,以免耽误病情。

(8)有妊娠期合并症与并发症者,需检查相关疾病转归情况。

第二节 盆底功能评估

一、盆底脏器脱垂评估

盆底功能评估是测量分析盆底电生理、控尿功能、控便功能、盆底支持功能等量化指标以及盆底脏器脱垂分度,从而了解盆底功能障碍的病理、机理,进行损伤程度判断和治疗效果判断。常用检查方法:POP-Q评分、手检肌力检测、盆腔疼痛检查、压力检测、肌电评估、张力检测、盆底彩超、尿流率检测等。

盆底脏器脱垂评估(POP-Q评分),正常定位如表2-1、图2-1。POP-Q分类分期标准如表2-2。

表 2-1 POP-Q 正常定位范围

参照点	解剖描述	定位范围(cm)
Aa	阴道前壁中线距尿道外口或处女膜缘 3 cm 处的测量点	−3—+3
Ba	Aa 点以上阴道前壁脱垂最明显的点与处女膜缘的距离	−3—tvl
C	子宫颈外口最远处;子宫切除者则相当于阴道残端最远处	+/−tvl
D	未切除子宫者的阴道后穹窿(子宫切除术无宫颈者,D 点无法测量。D 点用于鉴别宫颈延长的程度)	+/−tvl
Ap	阴道后壁中线距处女膜缘 3 cm 处	−3—+3
Bp	Ap 点以上阴道后壁脱垂最明显的点与处女膜缘的最远处	−3—+tvl
gh	尿道外口到处女膜后缘的长度	4—6
pb	处女膜后缘到肛门开口中点的长度	2—4
tvl	当 C,D 在正常位置时阴道顶部至处女膜缘的总长度	10—12

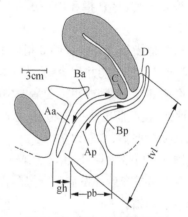

图 2-1 POP-Q 测量点位置

表 2-2 POP-Q 分类分期标准

分期	标准
0	没有脱垂,Aa,Ap,Ba,Bp 都是−3 cm,C 点在 tvl 和−(tvl−2) cm 之间
Ⅰ	脱垂最远处在处女膜内,距离处女膜−3——1 cm
Ⅱ	脱垂最远处在处女膜边缘−1——+1 cm
Ⅲ	脱垂最远处在处女膜外,距处女膜边缘在+1—(tvl−2)cm
Ⅳ	下生殖道完全或几乎完全外翻,脱垂最远处≥(tvl−2)cm

二、手检肌力测试

肌力是指肌肉收缩产生的最大力量。分别对深层、浅层肌肉进行检测,评估一类纤维和二类纤维的功能情况。常用的方法如下:

在安静状态下,受检者自主排空膀胱后取截石位,双下肢分开。检查者站在受检者两腿间,右手戴无菌橡胶手套后将食指和中指放在阴道后穹窿后退 1.5 cm 处 6 点位置和阴道外口内 1—2 cm 处(分别检测盆底深层和浅层肌肉群的肌力),左手放置于受检者腹部以判断在收缩盆底肌时是否缩紧了腹肌,并告知尽量避免腹部肌肉收缩,并指导其做缩肛动作,以收缩维持时间和完成次数来分级。

(1)采用改良牛津肌力分级评分,分为 0—5 级。

0 级:无收缩。

1 级:仅有抽动。

2 级:微弱收缩,仅感受到轻微力量,没有压迫或内缩上提的感觉。

3 级:普通收缩,轻度压迫及内缩上提的感觉。

4 级:收缩正常,可抗阻力,手指向下压时仍可感受到收缩。

5 级:强力收缩,强而有力的压迫手指。

(2)修改的会阴肌肉测试(GRRUG)(法国国家卫生诊断认证局 ANAES),如表 2-3 所示。

表 2-3 修改的会阴肌肉测试分级评分表

测试	收缩质量	保持	收缩次数(没有疲劳)
0	无	0	0
1	颤动	1s	1
2	不完全收缩	2s	2
3	完全收缩,没有对抗	3s	3
4	完全收缩,具有轻微对抗	4s	4
5	完全收缩,具有持续对抗	5s	5

三、盆腔疼痛检查

在安静状态下,全面检查整个盆腔是否存在疼痛。受检者自主排空膀胱后取截石位,双下肢分开。检查者站在受检者两腿间,手法触诊检查会阴、阴道前庭、尿道、膀胱区是否存在触压痛;以右手食指与中指触压侧盆壁的梨状肌、闭孔肌及肛提肌肌肉是否有压痛,是否有条索状结构;检查尾骨活动度和是否存在疼痛,直肠与肛门是否疼痛,同时注意坐骨结节内侧是否疼痛,尤其要注意有会阴侧切口的产妇。常规进行妇科检查,包括宫颈是否存在触痛及抬举痛,子宫附件是否存在触压疼痛,盆腔是否有痛性包块等。所有存在疼痛的部位均分别记录疼痛评分。我们称之为"全盆腔手法检查"。

四、压力检测肌力分级

多用于盆底肌力筛查。正常阴道动态压力 80—150 cmH$_2$O,静态压力 8—10 cmH$_2$O,大于 25 cmH$_2$O 提示阴道静态压力增高。

分别检测盆底 I、II 类肌纤维肌力、疲劳度等。总宽度为 10 秒,黄色模块宽度为

6秒,患者收缩盆底肌肉Ⅰ类肌纤维,曲线达到黄色模块40%的高度,持续0 s肌力为0级,持续1 s肌力为Ⅰ级,持续2 s肌力为Ⅱ级,持续3 s肌力为Ⅲ级,持续4 s肌力为Ⅳ级,持续5 s或大于5 s肌力为Ⅴ级,正常肌力者可维持5秒,如图2-2。患者盆底肌肉Ⅱ类肌纤维收缩曲线达到黄色模块70%—90%的高度,持续0次肌力为0级,持续1次肌力为Ⅰ级,持续2次肌力为Ⅱ级,持续3次肌力为Ⅲ级,持续4次肌力为Ⅳ级,持续5次或大于5次肌力为Ⅴ级,如图2-3。

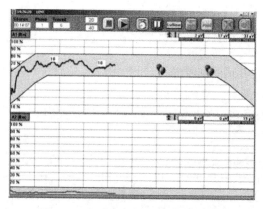

图2-2 Ⅰ类肌纤维(慢肌)肌力检测

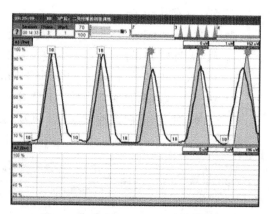

图2-3 Ⅱ类肌纤维(快肌)肌力检测

五、盆底肌表面肌电评估(以 Glazer 评估为例)

用生物刺激反馈可以直观地反映盆底肌在静息状态和进行一系列收缩放松时的Ⅰ类(慢肌)、Ⅱ类(快肌)肌纤维的肌力、稳定性、疲劳度、肌纤维的募集与放松时间、耐力等指标。

1. Glazer 评估体位

上半身和下半身之间成一定角度(约120°—130°),双脚自然外旋,避免闭孔内肌的收缩对盆底肌电信号的干扰。阴道电极以金属片接触左右两侧盆底肌的方式放置于阴道,采集盆底表面肌电。腹部贴电极片,检测腹肌在盆底肌收缩时的参与情况,如图2-4。

2. 评估前准备

(1)为了减少评估中产生的干扰,先让受检者排空大小便。初次评估可指导受检者通过排尿中断法或检查者用食指轻压会阴体感知盆底肌。

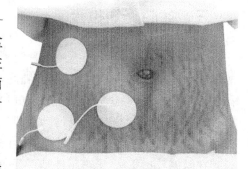

图2-4 Glazer 评估示意图

(2)检测前检查者对受检者讲解盆底解剖、表面肌电的基本知识,使她们能够很好地配合检查。

(3)检查者教会受检者区分不同肌肉的收缩,尽量避免盆底肌收缩时腹部、大腿及臀部肌肉的过度参与,可让她们分别收缩臀肌、腹肌及大腿内收肌,感受这些肌肉收缩的不同感觉,以便正确进行盆底肌收缩。

（4）受检者了解评估过程,学习如何快速收缩和保持 10 s 收缩。检查者教会受检者放松。注意以上步骤总体时间应小于 5 分钟,避免被检查者盆底肌疲劳影响评估结果。

3. Glazer 评估标准方案

（1）前基线静息评估阶段:60 s 前基线静息状态,评估静息状态下盆底肌肉的张力。

（2）快肌评估阶段:5 次快速收缩,每次收缩放松 10 s,该阶段评估快肌功能。

（3）慢肌评估阶段:5 次持续收缩和放松,收缩 10 s、放松 10 s,该阶段可评估慢肌肌力及快慢肌的协调性。

（4）慢肌耐力评估阶段:60 s 耐力收缩,主要评估慢肌的耐力。

（5）后基线静息评估阶段:60 s 后基线状态,记录和评估患者的盆底肌肉在一系列活动之后的恢复功能。

注意:评估过程中确保患者处于放松状态,并尽量避免辅助肌收缩。如患者前基线>4 μV,而后基线正常,提示患者可能存在紧张的情况,需要患者充分放松,可以帮助患者揉揉大腿、臀部达到放松目的,也可检查并调整一下阴道电极的位置。

六、生物反馈评估

盆底生物反馈是将盆底肌肉运动信号转换成声音或视觉等患者可以感知的信号,通过这些反馈信息,指导患者进行正确的盆底肌训练。目的是建立大脑和盆底肌之间的外部条件反射通路,部分代偿或训练已经受损的内部反馈通路。同样,利用生物反馈的图像、声音等方法提示受检者按指令收缩及放松盆底肌肉,通过压力传感器获得盆底肌肉运动的曲线,对盆底肌稳定性、疲劳度、肌纤维的募集与放松时间、耐力等指标按照盆底肌压力评估的肌力分级方法进行判断。使用表面肌电或气囊压力评估,可用于筛查及生物反馈训练。

七、盆底肌电子张力检查

利用力学原理,在电子张力器打开 5°和 10°角时分别对盆底肌肉及筋膜产生压力,同时盆底肌肉收缩产生压力,通过压力传感获得盆底肌静态张力（收缩支撑力 221—259 g/cm²）、盆底肌动态张力（卵泡期 450 g/cm²,排卵期>600 g/cm²）、盆底肌闭合收缩力（450—1 000 g/cm²）曲线,分析盆底肌肉及筋膜静态和动态张力,盆底肌工作状态以及肌张力反射正常与否。肌张力反射主要反映 Ⅱ 类肌纤维张力,正常人在 5°角出现,8°甚至 10°角出现则提示 Ⅱ 类肌纤维张力下降;1°角基础张力<正常,表示 Ⅰ 类肌纤维张力下降。

八、常用检查方法比较

手法肌力检测是检查者得到的受检者的客观感觉反馈,比较客观,同时与检查者的经验、用力大小、检查方法等因素有关。腹肌收缩、臀部肌肉收缩等干扰因素使压力检测准确率较低,但临床操作简便,检查所需耗材少,成本低,多用于盆底功能筛查。

生物反馈检测是盆底肌肉收缩产生压力,通过坐式压力传感器进行检测,其优点是方便、易操作,但准确率较低。

表面肌电检测方法减少了腹肌及臀部肌肉收缩引起的肌电误差,准确性增高,是目前应用广泛的方法。

盆底肌电子张力检查是在相同条件下能比较客观反映受检者盆底肌及筋膜张力与压力的指标,腹肌、臀部等肌肉收缩对该检测结果影响较小,是目前准确率比较高的检测方法,缺点是设备比较昂贵。

九、盆底超声检查

盆底超声可实时、动态、无创地观察盆底结构和评估功能,且可重复使用,因此临床上越来越广泛地使用盆底超声诊断盆底功能障碍性疾病。

盆底超声适应证如下:

(1) 尿失禁的评估,动态观察尿道情况,是否合并尿潴留、逼尿肌增厚等。

(2) 各种脱垂的观察和评估(子宫脱垂、阴道前后壁脱垂及是否合并直肠、膀胱、尿道脱垂等)。

(3) 各种盆底修复术前、术后的评估。

(4) 产后盆底功能障碍的早期筛查,筛查出隐匿性盆底功能障碍性疾病。

(5) 盆底康复治疗疗效判定(如尿潴留、尿失禁、脱垂疾病、耻骨联合分离等)。

(6) 肛提肌损伤的评估及判断损伤程度。

(7) 产伤性肛门括约肌损伤的评估及判断损伤程度。

(8) 膀胱尿道周围病变。

(9) 直肠肛管病变等。

十、尿流率检测

尿流率测定是一项用于检查排尿功能是否正常的辅助检查方法。应用尿流计记录排尿过程中每秒钟的尿流率并绘成曲线,以了解下尿路有无梗阻。根据尿流率曲线推算出各尿流率参数,包括最大尿流率、尿流时间、平均尿流率、最大尿流率时间、2 秒钟尿流率及总尿量等。尿流率测定是一种无创和相对便宜的检查项目。对于多数怀疑有下尿路功能障碍的患者,是一项首选和必不可少的筛查项目。

尿流率环境应隐蔽和安静,避免外界干扰。尽可能让患者达到自然排尿状态,检测应采取患者平时习惯的排尿体位,男性尽可能用站立位,女性用坐位,并嘱患者排尿时尽可能使尿流冲击集尿器内的一点。启动尿流率检测程序后,医护人员应离开患者,使其独自完成排尿过程。一般尿量在 150—500 ml 时最大尿流率较稳定。

十一、疼痛相关评估

测量疼痛的方法总的来说包括三种:自述评估法、生理评估法和行为评估法。自述评估仍然是临床工作中疼痛评估的"金标准"和首选方法。常用疼痛评估方法如下：

（1）视觉模拟评分法（Visual Analogue Scale/Score，VAS）：也称直观类比标度法，有线性图和脸谱图两类，是最常用的疼痛评估工具。国内临床上通常采用中华医学会疼痛学分会监制的 VAS 卡。它是一线形图，分为 10 个等级，数字越大，表示疼痛强度越大，疼痛评估时用直尺量出疼痛强度数值即为疼痛强度评分。另一类是脸谱图，以 VAS 标尺为基础，在标尺旁边标有易于小儿理解的或笑或哭的脸谱，主要适合用于 7 岁以下、意识正常的小儿的各种性质的疼痛的评估。该评估方法可以较为准确地掌握疼痛的程度，利于评估控制疼痛的效果，见图 2-5。0 分：无痛。3 分以下：患者有轻微的疼痛，能忍受。4 分—6 分：患者疼痛并影响睡眠，尚能忍受。7 分—10 分：患者有强烈的疼痛，疼痛难忍，影响食欲，影响睡眠。

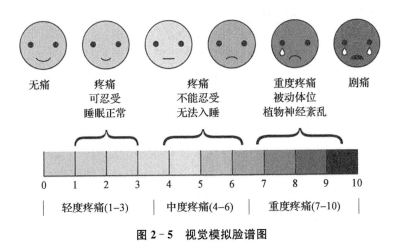

图 2-5 视觉模拟脸谱图

（2）数字疼痛分级法（Numerical Rating Scale，NRS）：此法是由 0—10 共 11 个数字组成，病人用 0—10 这 11 个数字描述疼痛强度，数字越大疼痛程度越严重，此法类似于 VAS 法。NRS 具有较高信度与效度，易于记录，适用于文化程度相对较高的患者，见图 2-6。0：无痛。1—3：轻度疼痛。4—6：中度疼痛。7—10：重度疼痛。

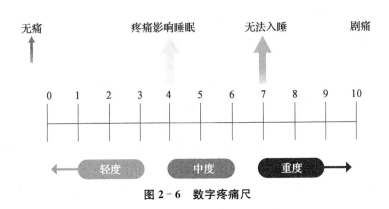

图 2-6 数字疼痛尺

（3）Wong-Banker 面部表情疼痛量表法（Wong-Baker Faces Pain Rating Scale，FPS-

R）：该方法 1990 年开始用于临床评估，是用 6 种面部表情——从微笑、悲伤至痛苦得哭泣的图画来表达疼痛程度的。疼痛评估时要求患者选择一张最能表达其疼痛的脸谱。此法最初用于儿童的疼痛评估，但实践证明此法适合于任何年龄，尤其适用于 3 岁以上，没有特定的文化背景或性别要求。这种评估方法简单、直观、形象、易于掌握，不需要任何附加设备，特别适用于急性疼痛者、老人、小儿、文化程度较低者、表达能力丧失者及认知功能障碍者，见图 2 - 7。0 分：无痛；2 分：有点痛；4 分：轻微疼痛；6 分：疼痛明显；8 分：疼痛严重；10 分：疼痛剧烈。

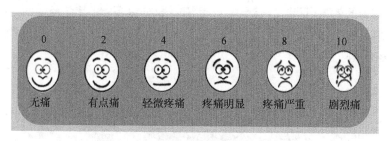

图 2 - 7　Wong-Baker 面部表情量表

（4）主诉疼痛程度分级法（VRS）：让病人根据自身感受用语言描述的评分法。这种方法病人容易理解，但不够精确。其中包括四点口述分级评分（VRSs - 4），它将疼痛分为 0 度、1 度、2 度、3 度。此法最简便，但受病人文化水平的影响。0 度：无疼痛。1 度（轻度）：有疼痛但可忍受，生活正常，睡眠无干扰。2 度（中度）：疼痛明显，不能忍受，要求服用镇痛药物，睡眠受干扰。3 度（重度）：疼痛剧烈，不能忍受，需用镇痛药物，睡眠受严重干扰可伴自主神经紊乱或被动体位。

十二、其他检查

（1）直腿抬高试验：直腿抬高在 60°以上出现疼痛为试验阳性。

（2）梨状肌紧张试验：是检查梨状肌损伤的一种方法。患者仰卧位于检查床上，将患肢伸直，做内收内旋动作，如坐骨神经有放射性疼痛，再迅速将患肢外展外旋，疼痛随即缓解，即为梨状肌紧张试验阳性。

（3）骨盆的挤压实验：用于诊断骨盆骨折和骶髂关节病变。患者仰卧位，检查者两手分别放于髂骨翼两侧，两手同时向中线挤压，如有骨折则会发生疼痛，称为骨盆挤压试验阳性。

（4）骨盆分离试验：多用于检查骨盆骨折及骶髂关节病变。患者仰卧位，检查者两手分别置于两侧髂前上棘部，两手同时向外推按髂骨翼，使之向两侧分开。如有骨盆骨折或骶髂关节病变，则局部发生疼痛反应，称为骨盆分离试验阳性。

（5）"4"字实验：被测试者仰卧平躺，一腿伸直，提起另一侧小腿置于伸直腿的膝上弯曲下压（即两腿构成"4"字）。检查者一手按住膝关节，另一手按压对侧髂嵴上，两手同时下压，观察是否诱发同侧骶髂关节疼痛。下压时，骶髂关节出现疼痛者即为阳性，可能是由于骶髂关节病变、腰椎间盘突出症、股骨头坏死、强直性脊柱炎及膝关节病变。

（6）Carnett 指征：临床检查让病人腹壁肌肉紧张时观察腹部疼痛是不变或增加，可以观察到 Carnett 指征，可帮助医生识别起源于腹壁的疼痛。疼痛增加为阳性，疼痛不变为阴性。阳性：腹壁是疼痛来源的可能性大（如腹直肌鞘血肿等）。阴性：下腹壁疼痛伴有神经病理性疼痛的典型特征，更容易判断出髂腹股沟神经与髂腹下神经痛。

第三节　形体评估

一、形体评估的意义

由于孕期的体重重心变化、松弛素的作用以及孕期、产后的不当姿势等原因，产后的女性大都出现腹壁脂肪增厚、腰围增粗、腹直肌分离以及骨盆前后倾与（或）旋转等。怀孕分娩导致皮肤、肌肉和韧带等的松弛，使产后形体发生改变。这会导致一些健康问题，如圆肩驼背、骨盆前倾或后倾、脊柱侧弯等。这些都需要通过详细的评估来准确地判断全身肌肉与骨骼状况，以制定个性化方案帮助产妇形体恢复。

二、评估的目的

（1）可以帮助理清哪些肌力或肌筋膜失衡，以及这些失衡是否造成患者的疼痛和功能异常。

（2）可以了解哪些姿势造成疼痛、关节不稳定、关节活动角度过大或受限等症状，以及它们之间的相互关系。

（3）帮助产妇尽快消除妊娠导致的脂肪重新分布及营养过剩所增加的脂肪，恢复体形，恢复自信，对缓解产后抑郁症状有益。

三、评估指标

评估指标包括：腿长、腹上角角度、腹直肌分离情况、腰臀比、腹壁脂肪层厚度、骨盆位置、旋转角度等。

四、常用姿势评估方法

姿势评估分为静态评估与动态评估。静态评估包括正面观、侧面观、背面观；动态评估包括呼吸评估、动作评估、步态评估等。

目前常用的姿势评估方法有目测法评估、体态评估系统图评估、智能姿势评估系统评估等。

1. 目测法

被评定对象取自然站立位,检查者分别从不同方向观察被评定对象。

(1)侧面观:从侧面看与人体重心线有关部位的情况,如膝是否过伸或屈曲,骨盆是否有前、后倾斜及侧倾或旋转,胸、腰段脊柱生理弯曲是否改变,头的位置是否过伸、屈曲、旋移或倾斜等,腹壁是否有凸出、下垂等。

(2)后面观:从后面看,重心线有无左或右侧倾斜,足部跟腱和跟骨情况有无异常,髋部有无股内收或股外展,骨盆有无倾斜及旋移,脊柱有无侧偏等。

(3)前面观:从前面看,检查足部足趾位置和足弓有无异常,膝部髌骨的位置是否正常,骨盆有无倾斜,肋骨有无旋转,头部有无倾斜或旋转等。

2. 体态评估系统图

(1)体态评估拍摄背景:选择白色或纯色空旷的墙壁作为背景布图,光线明亮,颜色与衣服反差明显,四周不要有较多的杂物干扰,将体态评估系统图贴在墙上,图例与人体等比例,见图2-8。

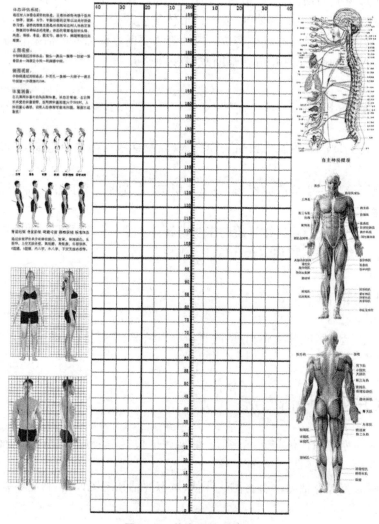

图2-8 体态评估系统图

（2）体态评估拍摄要求：被检者背对体态评估系统图站立，距离墙壁约 20—30 cm 处，检查者嘱原地踏步使其放松，检查者站在整个评估图中间，双眼平视前方，摄取被检者及评估图全貌。

（3）体态评估着装要求：所有宽松的衣物都不利于体态评估体表骨性标志点的准确确认，应更换为贴身衣物。要求被检者穿着贴身的内衣内裤，内衣不能遮盖肩胛骨和脊柱，头发不能遮盖耳朵、颈部等骨性标志点。

（4）体态评估禁忌证：骨折未痊愈；肌肉、软组织、关节损伤存在严重疼痛患者；高血压或其他心血管严重疾病患者；发热患者；女性月经期；妊娠期；持续性头晕、头痛；骨质疏松或有骨折风险；无法稳定地由坐到站，再由站到坐的个案。

3. 智能姿势评估系统

该系统是根据需要对人体姿态进行评估、矫正和训练的系统。它可以进行静态/动态的各种姿势分析、关节活动范围分析、肌肉状况分析、骨骼分析、脊柱分析、骨盆分析、足底压力分析、基本步行参数及步行时相的分析与训练、足弓分析等。依据病人的检查评估情况，制定治疗方案。还可将患者前后评估结果进行对比，判断病人的恢复情况，指导治疗师对治疗方案进行下一步更改及优化。

4. 腹部动力学检查

妊娠期腹肌被增大的子宫过度拉长，如果产后不能得到恢复，则在产后 5—9 周检查仍可持续存在腹直肌分离。轻度腹直肌分离通过适度锻炼可以逐渐恢复，超过 2 cm 的腹直肌分离很少能自行恢复。如果腹直肌分离超过 2 cm，当腹内压增高时，腹腔内容物易进入腹白线的空隙部分发生腹白线疝，腹腔内容物从脐部膨出可引起脐疝，甚至小肠从腹壁突出到体表，可见肠型。当腹直肌分离超过 2 cm，腹部肌肉丧失最大收缩力量而使腹部肌肉拉长松弛，导致躯干屈肌收缩力明显减弱，屈肌/伸肌肌力比值由正常值 0.7/1 下降到 0.5/1。腹直肌分离的程度越深，腹部肌肉越弱，对腰背部的承托力就会越小，增加后背及下腰疼痛的机会，容易出现腰骶及背部痛，甚至影响起床，限制产妇活动、休息、哺乳等。腹直肌分离严重者还可使部分脏器下移，如胃下垂，出现恶心、呕吐、消化不良等消化系统症状。腹肌肌力下降使产后女性腹式呼吸减弱甚至呼吸紊乱，严重影响身心健康，造成生育后的女性生活质量不同程度的下降以及多种疾病的发生。

（1）腹肌、腰肌肌力检查

①腹直肌徒手肌力检查，见图 2-9。

5 级：被检者双手交叉置于脑后，令其尽力前屈抬起胸廓，双肩胛骨下角均可完全离开台面者为 5 级。

4 级：双上肢于胸前交叉抱肩，令其尽力抬起上身，双肩均可完全离开台面者为 4 级。

3 级：双上肢置于躯干两侧，令其尽力抬起上身，双侧肩胛骨下角可以离开台面者为 3 级。

2 级：双上肢置于躯干两侧，双膝关节屈曲，令其颈椎前屈，检查者按压其胸廓下部使腰椎前屈消失、骨盆前倾，如头部能抬起者为 2 级。

1 级：仰卧位，令其咳嗽，同时触诊腹壁，有轻微的收缩为 1 级。

0 级：仰卧位，令其咳嗽，同时触诊腹壁，无收缩为 0 级。

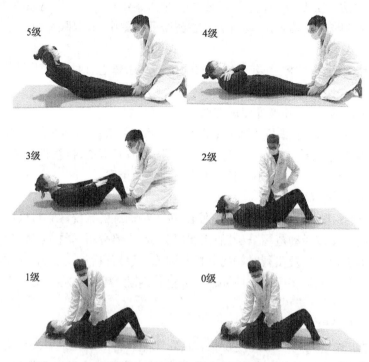

5级　　　　4级

3级　　　　2级

1级　　　　0级

图2-9　腹直肌徒手肌力检查

②腹内外斜肌徒手肌力检查,见图2-10。

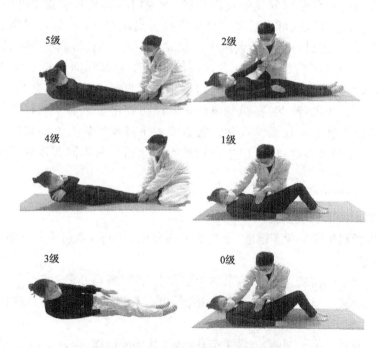

5级　　　　2级

4级　　　　1级

3级　　　　0级

图2-10　腹内外斜肌徒手肌力检查

5级:被检者双手交叉置于后头部,腹外斜肌收缩侧的肩胛骨可完全离开台面,完成躯干旋转者为5级。

4级:双侧上肢在胸前交叉抱肩,完成与5级相同运动者为4级。

3级:双上肢向躯干上方伸展,完成与5级相同运动者为3级。

2级:仰卧位,完成以上动作时肩胛下角不能离开台面,但可以观察到胸廓的凹陷者为2级。

1级与0级:取仰卧位,双上肢置于体侧,双髋关节屈曲,足底踩在床面上,令被检者左侧胸廓尽力靠近骨盆右侧,同时触诊其肋骨下缘以下的肌肉,出现收缩者为1级,无收缩者为0级。

③腰肌肌力检查,见图2-11,图2-12。

5级:被检者俯卧位,胸以上身体伸出诊疗床,双手在头后交叉,检查者固定被检者双下肢踝关节,令被检者躯干后伸,完成动作并维持体位为5级。

4级:被检者俯卧位,胸以上身体伸出诊疗床,双手在头后交叉,检查者固定被检者双下肢踝关节,令被检者躯干后伸,完成动作但不能维持体位为4级。

3级:被检者俯卧位,胸以上身体伸出诊疗床,双手在头后交叉,检查者固定被检者双下肢踝关节,令被检者躯干后伸,能完成躯干后伸的运动为3级。

2级:被检者俯卧位,胸以上身体伸出诊疗床,双手在头后交叉,检查者固定被检者双下肢踝关节,令被检者躯干后伸,部分完成躯干后伸的运动为2级。

1级:被检者俯卧位,令患者躯干后伸,检查者一手置于被检者下颌保护,另一手置于脊柱两侧触诊,有收缩为1级。

0级:被检者俯卧位,令患者躯干后伸,检查者一手置于被检者下颌保护,另一手置于脊柱两侧触诊,无收缩为0级。

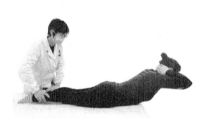 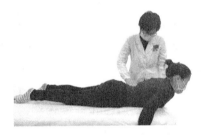

图2-11　腰肌肌力2—5级　　　　　图2-12　腰肌肌力0—1级

(2)组织结构力学检查

①腹直肌分离:目前没有明确的诊断标准,目前常用的检查方法有手法检查、尺测法、B超等。

体位:检查者位于产妇侧边,产妇仰面平躺,膝盖弯曲,双手交叉抱肩或放在身体两旁,检查者手指放在产妇上、下腹直肌肌腹及肚脐位置上,嘱患者吸气,然后呼气,同时头和肩轻轻抬离床面。

(a)手法检查:在产妇头和肩轻轻抬离床面时,于腹白线的上、下腹直肌及脐部摸到腹直肌的两侧,插入手指,2—3指宽为轻度腹直肌分离,3—4指宽为中度腹直肌分离,>4指宽为重度腹直肌分离。

(b)尺测法:患者头和肩轻轻抬离床面时,触诊确定脐水平线与两侧腹直肌内缘的交点,使用软尺测量两点之间的距离,≥2 cm者即诊断为腹直肌分离。

建议上述两种腹直肌分离的评估需为同一人操作,评估时应分别评估脐中、脐上和脐下三个位置,目前没有统一标准诊断。如腹直肌分离≤2 cm,指导产妇自我锻炼;如果腹直肌分离>2 cm,除了指导产妇自我锻炼,建议给予物理、运动及手法等康复治疗。

(c)B超(金标准):在国外,超声测量已用于腹直肌分离评估,并且超声测量结果可显示腹直肌分离距离的具体数值,故超声测量可作为腹直肌分离距离测量的"金标准",但超声测量受视野局限,适用于检测分离距离小于 3.0 cm 的腹直肌分离。超声下检查脐下 2 cm 腹直肌分离大于 1.6 cm、脐上 3 cm 腹直肌分离大于 2.2 cm,诊断为腹直肌分离。

②腹壁脂肪厚度检查:B超可以准确检查腹部脂肪厚度,正常女性腹部脂肪厚度≤2 cm,如果腹部脂肪厚度超过 3 cm 表明腹部脂肪堆积增多。

五、腹上角评估

1. 腹上角定义

在上腹部中区,胸骨剑突以下,两侧肋弓由上向下、由内向外斜行形成一个以两侧肋骨边缘为界、下口开放的三角区,这一三角区被称为胸骨下角或腹上角,正常范围为 70°—110°。通过妊娠 28 周及产后 42 天腹上角角度的对比,判断腹上角角度的变化。

2. 孕期变化对膈肌及呼吸模式的影响

妊娠期间,为了适应胎儿生长发育的需要,孕妇身体不断发生变化。胸部解剖学的主要表现为膈肌上升。妊娠期由于子宫增大挤压横膈,在妊娠 28 周左右,膈上升幅度最高可达 4 cm,这使得胸廓容积的上下界缩短。同时,黄体酮和松弛素诱导连接肋骨到胸骨的韧带松弛,使胸廓的前后径与横径代偿性增加,横径最大可增加 2 cm,前后径也可增加约 2 cm,周径增加约 5—7 cm。此外,由于胸廓下部的肋骨向外侧张开,肋弓角也变宽,从妊娠初期的平均 68.5°,逐渐增大至妊娠晚期的平均 103.5°。在妊娠早、中期,这些代偿可以在很大程度上缓解肺功能的改变。但随着妊娠周数的增加,特别是 36 周以后,胸腔的前后径和横径代偿的容量不能够抵消膈肌升高所造成的容量不足,加上腹压增加使胸壁顺应性降低,最终导致肺总量降低 4%—5%(200—400 ml),肺通气和换气功能也随之发生变化,严重时可引起气促和呼吸系统疾病的发生。

3. 检查的意义

(1)区分体形:根据腹上角可以对成年人的体型进行区分。

无力型:瘦长型,体高肌瘦,颈、躯干、四肢细长,肩窄下垂,胸廓扁平,腹上角小于 90°。

超力型:矮胖型,体格粗壮,颈、四肢粗短,肌肉发达,肩平宽,胸围大,腹上角大于 90°。

正力型:匀称型,身体各部分匀称,比例适中,腹上角约为 90°,正常人多为此型。

(2)评估呼吸模式:妊娠晚期,随着子宫增大占据大部分腹腔,膈肌活动幅度减小,腹式呼吸减弱,为了维持人体对氧气的需要,胸廓活动相应增加,潮气量和呼吸频率增加,即孕晚期以胸式呼吸为主。产后腹上角明显变大,提示呼吸模式发生改变甚至紊乱,通过测量可以帮助调整呼吸模式,恢复胸、腹、盆正常的动力平衡。

第四节　乳房评估检查

产后乳房会发生充盈、泌乳、肿胀等变化,也会出现包块、疼痛,甚至导致产妇发热,产生堵塞感染,故产后应该注意乳房的检查与护理。

体位:产妇取坐位或平躺在床上,室温适中,嘱咐产妇全身放松,充分暴露双乳。

目测法:首先观察双侧乳房大小形状是否对称,乳房皮肤有无发红、破损,乳头有无短平凹陷等。

手法检查:分为双侧乳房对称性检查和单侧乳房检查。

①双侧乳房对称性检查:双手对称性触摸双侧乳房是否有发热、肿胀、疼痛、硬结,乳房是否充盈饱满,乳汁量分泌是否充足;观察有无副乳以及副乳是否肿胀。

②单侧乳房检查:检查者一手托起乳房置于中立位,另一手从乳晕开始顺时针向乳房根部触摸检查,检查是否有疼痛、硬块,如有根据乳房的四分法或十二点分法确定疼痛或硬块的部位,挤压乳窦处观察乳汁分泌是否通畅,观察乳汁的颜色、质地是否正常,乳头是否有白点、白泡,乳头有无凹陷、短平,有无乳头皲裂,检查乳房局部皮温是否正常。

注意事项:检查时检查者应手法温柔、循序渐进,避免引起患者不适。

第五节　产后休养病区康复检查与指导

住院期间对产妇进行子宫复旧、乳房、伤口或切口愈合、排尿功能恢复、排气功能恢复、排便功能恢复、下腰及耻骨联合是否存在疼痛等相关检查,并询问睡眠情况,关注产妇心理状态,进行产后营养指导,这属于产后和术后快速康复范畴,对帮助产妇发现问题及产后快速康复很有意义。

产后休养病区康复检查与指导主要包括以下内容:

(1)心理状态评估:应关注产妇产后睡眠情况,以及是否感觉产后无法适应,与家人沟通是否存在障碍、是否烦躁及焦虑等。

(2)母乳喂养评估:关注乳房的泌乳情况以及哺乳情况,以及是否有乳房胀痛不适,有无乳头凹陷不易衔接,有无乳头疼痛皲裂等。

(3)子宫复旧情况评估:检查宫底高度,查看恶露情况。产后一周子宫位置仍在腹腔可被触及,故一周内进行子宫复旧治疗效果最佳。

(4)询问排尿排便情况:排便、排尿是否困难,有无尿潴留、尿失禁,有无痔疮等。

(5)检查会阴伤口及腹部切口愈合情况:有无红肿、液体渗出,是否疼痛剧烈。

(6)查看有无其他疼痛:如腰背痛、耻骨联合分离引起的疼痛等。

(7)询问双下肢有无酸胀麻木不适,剖宫产术后及时进行踝泵运动以及空气压力波治疗以防深静脉血栓,必要时行超声检查。

(8)提醒产妇如有任何不适及时就医,科学度过产褥期,并于产后42天回院进行产后全面复查。

第三章 孕产期乳腺护理与康复

第一节 乳房的解剖

成年人乳房位于第二肋到第六肋之间,在胸大肌上,内侧到胸骨旁线,外侧可达腋中线。乳腺组织伸向腋窝,称为 Spence 腋尾。乳房外形变异较大,但通常是穹形,未产女性像圆锥一点,经产妇下垂一些。乳房主要由结缔组织、脂肪组织、乳腺、大量血管和神经等组织构成,见图 3-1。

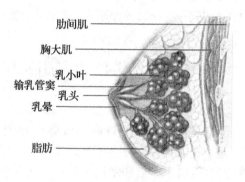

图 3-1 乳房解剖图

成人乳腺有 15—20 个腺叶,每一腺叶可分成许多腺小叶,腺小叶由小乳管和相应的腺泡组成。一个乳房的腺叶数目是固定不变的,但小叶的数目和大小却可有很大的变化。每一腺叶有其相应的导管系统,多个小乳管汇集成小叶间乳管,多个小叶间乳管又汇成一根输乳管。输乳管有 15—20 根,以乳头为中心呈放射状排列,汇集于乳晕,

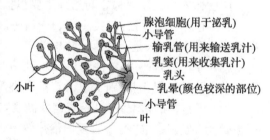

图 3-2 乳腺结构图

开口于乳头,见图 3-2。乳腺导管在乳头部较为狭窄,继之扩大而形成较为膨大的壶腹,以后分支为各级导管,末端导管与腺泡相通。各导管系统之间无吻合支。乳头隆起于乳房表面的中央,其周围皮肤有明显的色素沉着,色泽较深,称为乳晕。乳头、乳晕部含有较多的平滑肌纤维,收缩时可使乳头勃起、变小、变硬,并在哺乳时可挤压导管排出内容物。乳晕周围有蒙哥马利腺导管开口形成的隆凸,叫蒙氏结节。乳腺组织被整个地包裹在浅

筋膜的浅、深层之间。在乳腺小叶间垂直行走并互相搭连成网状的纤维组织束,称为乳腺悬韧带,它对乳腺起固定作用。

第二节　妊娠期哺乳期乳房的变化

妊娠期在黄体、胎盘性激素、胎盘催乳素、泌乳素和绒毛膜促性腺激素的作用下,乳腺导管扩张,小叶发育,腺泡形成。泌乳素在孕前期缓慢增长,后期泌乳素水平是正常的3—5倍,乳腺上皮开始蛋白合成。随着妊娠的继续,含有脱落上皮细胞的初乳在不断地积累,初乳中有淋巴细胞、吞噬细胞等。

分娩后,胎盘催乳素和性激素会降低,产后4—5天达到最低谷,这时下丘脑分泌的泌乳素抑制因子进入下丘脑腺垂体系统减少,从而使垂体小叶跨膜分泌泌乳素。在生长激素、皮质固醇激素及胰岛素的作用下,泌乳素使乳腺导管上皮细胞从泌乳前状态转换成分泌状态,分娩4—5天后乳腺导管分泌物和腺泡使乳房增大。初乳中的磷脂、脂溶性维生素和乳白蛋白营养价值极高。乳汁需要通过积极有效的吸吮才能排出。乳头、乳晕上敏感的神经末梢在触觉的刺激下是活跃的,通过室旁核的不同路径,后叶催产素发生合成,并释放进入循环系统,产生特异性作用;同时后叶催产素也作用于子宫,帮助子宫收缩,促进子宫复旧,见图3-3。

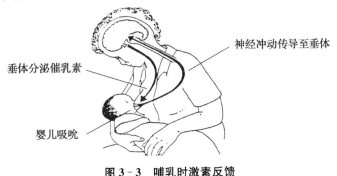

神经冲动传导至垂体

垂体分泌催乳素

婴儿吸吮

图3-3　哺乳时激素反馈

第三节　产后乳腺生理病理

一、正常乳腺生理状况及恢复特点

(1) 产后乳房的主要变化为泌乳。产后7日内分泌的乳汁称为初乳,产后14日以后分泌的乳汁呈白色,称为成熟乳。

(2) 停止哺乳或回乳后乳房呈下垂状态。

(3) 采用人工喂养方式不哺乳的产妇回乳后,乳房略有下垂。

二、常见问题

（1）泌乳问题

①泌乳过少：产妇产后乳汁分泌不足。

②泌乳过多：有些产妇乳汁分泌量多，易出现乳汁排出不畅或乳腺管不通畅，加重乳房胀痛的症状，可能造成乳汁淤积，甚至导致乳腺炎。

（2）疼痛现象：乳房胀痛、乳头疼痛和乳头皲裂。

（3）乳房松弛下垂：产后乳房胀大，哺乳期结束后，若护理不及时，可能出现乳房松弛下垂的现象。

第四节　孕晚期乳房护理

一、目的

疏通乳腺管，促进分娩后泌乳；促进宫颈成熟，降低过期妊娠率；提拉乳头和乳晕，降低乳头敏感性；纠正乳头凹陷，易于宝宝吸吮；改善皮肤弹性，防止乳房松弛下垂；帮助妈妈建立母乳喂养信心。

二、适应证

孕满 37 周以上，胎位正常，胎心监护反应好，无疤痕子宫、妊娠期高血压、心脏病、前置胎盘等妊娠相关疾病者。

三、乳房护理方法

1. 针对乳头凹陷的具体操作

（1）乳头伸展：将两个拇指平行放在乳头左右两侧和上下两侧伸展，由乳头向两侧外方拉开，牵拉乳晕皮肤及皮下组织，使乳头向外突出，重复多次。

（2）乳头牵拉：用一只手托住乳房，另一只手的拇指、食指和中指捏住乳头向外牵拉，重复多次。

（3）乳头清洁：每日用毛巾蘸温和的清水轻轻擦洗乳头。乳头应避免用肥皂清洗，同时注意清洗痂皮。

2. 孕期乳房护理具体操作

（1）用消毒清洁毛巾为其清洁乳房，然后用水温 40 ℃～45 ℃热毛巾热敷双乳房 3～5 min。

（2）使用专用植物按摩精油或润肤油 2—3 ml 均匀涂于双乳房上。

（3）环形顺时针按摩乳房：一手轻托乳房给予支撑，另一手用手掌的大小鱼际肌，以顺时针方式轻揉乳房，从乳房根部至乳头。

（4）用右手的食指、中指、无名指指腹，从乳房根部乳晕做螺旋式按摩。

（5）用四指有节律地从胸壁周围向乳头方向拍打乳房壁，用手托起乳房，上、下、左、右轻柔抖动乳房约 3—5 min。

治疗过程中注意孕妇表情和身体状况，如遇不适立刻停止。

第五节　产后常见的乳房问题

一、生理性乳胀

1. 定义

受体内激素水平变化的影响，许多产妇会在产后 3—4 天出现双侧乳房胀满、硬结、疼痛等现象，有时可出现低热，这主要是由于产后乳腺内淋巴液潴留、间质水肿及乳腺导管不通畅所致，是产后乳房最常见的生理现象，一般持续 48—72 h，此时期称为生理性乳胀。

2. 特点

乳房发热、重而硬，但是奶水流出顺畅，这属正常现象。有时胀奶会有硬块，但喂奶后，乳房重而硬的感觉会有所缓解，硬块变小，乳房会变得较柔软。

3. 治疗

如遇乳房肿胀、疼痛、乳汁不易排出、宝宝吸吮费力即可考虑治疗，多采用物理治疗和（或）手法治疗。治疗方案有低频脉冲电刺激（乳腺疏通方案）加马麦式手法、常规挤奶法。

（1）马麦式手法：用右手食指、中指、无名指指腹顺时针方向自乳房根部向乳头螺旋式按摩整个乳房 10 次，食指、中指摆放在乳头后方 2—4 cm 的位置形成"C"状，拇指放置在乳头上方 12 点处，食指、中指放置在乳头下方 6 点钟处，往胸壁方向推并轻轻地向前滚动手指如盖指印般，同时将中指力量转移到食指，这样有规律滚动轮流将拇指及其他手指放在不同位置，直至全部盖印完毕，排出乳汁，见图 3 - 4。

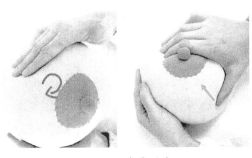

图 3 - 4　马麦式手法

（2）常规挤奶法：拇指和食指放在乳头根部 2 cm 处的乳晕上，两指相对，向胸内壁挤压，手指固定不滑动，下压、前挤、放松，挤压所有乳窦，不挤压乳头，见图 3-5。

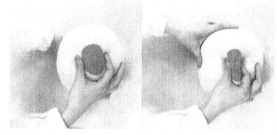

图 3-5　常规挤奶法

（3）穴位治疗：手法轻柔，可采用点、按、揉等手法刺激中府、乳根、膻中、曲池、合谷等。

二、乳汁分泌少

1. 乳汁不足的表现

以哺乳时听到婴儿吞咽声，婴儿有足够的尿量（每天至少湿透 6 块尿布）及一次软质大便，新生儿生理体重下降不超过 10 %，一次哺乳不需添加代乳品为母乳充足；一次哺乳需添加 1/3 的代乳品为轻度母乳不足；一次哺乳需添加 1/2 的代乳品为中度母乳不足；一次哺乳需添加 2/3 的代乳品为重度母乳不足。

2. 影响乳汁分泌的因素

（1）精神因素：产后产妇的心理处于脆弱和不稳定状态，其与产妇在妊娠期的心理状态、对分娩经过的承受能力、环境以及对婴儿的抚养、个人及家庭的经济情况等个人与社会因素均有关。

（2）缺乏母乳喂养相关知识：由于种种原因，产妇未获得比较全面的母乳喂养知识，在产后不知道正确的喂哺姿势及婴儿的含接姿势，对自己信心不足，以致减少哺乳次数或哺乳不成功，导致乳汁分泌少。

（3）分娩方式的影响：剖宫产手术后由于伤口疼痛以及子宫复旧时的宫缩痛会导致产妇不愿哺乳或哺乳时间较短进而影响乳汁分泌；另术后部分产妇体力不支以及通气较晚影响进食等也会导致乳汁分泌不足。

（4）饮食营养方面：有些产妇产后由于担心肥胖或受传统文化影响，饮食单一或营养不全面会导致乳汁分泌减少；也有些产妇产后进补过量，乳汁浓稠不易排出也会影响乳汁分泌。

（5）乳腺管不通畅：产后早期一周内乳房会出现生理性乳胀，此时如不及时疏通乳腺、不及时哺乳或排出乳汁，会导致乳腺管堵塞，乳汁分泌不畅，进而乳汁分泌减少；哺乳期间如若经常性涨奶而不及时排出乳汁也会导致乳腺管根部不畅，影响乳汁分泌。

3. 治疗方法

（1）科学饮食：产后适当的加强营养摄入是保证乳汁充足的前提，进食应以高营养、高蛋白、高维生素、易消化食物为主,避免进食辛辣刺激性食物,忌高油高脂浓汤。

(2) 手法及穴位按摩:手法按摩的基本原则是柔和、均匀、持久、有力。按照乳房的生理结构,疏通乳腺以刺激母乳分泌。辩证选取膻中、中府、天池、膺窗、屋翳、乳根、足三里、三阴交、行间、期门、少泽等穴位按揉 3—5 min,疏通乳腺管,促进乳汁分泌。

(3) 睡眠与情绪:催乳素的分泌与睡眠有密切的关系。入睡后,产妇血中催乳素含量升高,并在整个睡眠过程中会出现几次分泌高峰,清醒后催乳素水平下降,故应保证充足有质量的睡眠。

研究发现发生产后抑郁的产妇的催乳素分泌会明显低于正常产妇。良好的家庭氛围、安静舒适的环境、家人的积极鼓励,均有助于产后妈妈保持愉悦的心情,提高母乳喂养成功率。

(4) 低频电刺激治疗:阴道分娩后 2 小时、剖宫产术后 6 小时,即可采用低频电刺激双乳。第 1—3 天,2 次/天,每次 20—30 分钟,可同时配合手法按摩;产后 42 天,1 次/天,每次 20—30 分钟,5 天/疗程,配合按摩。刺激强度为最大耐受量。电极片粘贴在乳房上,避开乳头和乳晕,见图 3-6。电刺激通过刺激乳房局部,模拟婴儿吮吸,反射性地促进产妇体内垂体泌乳素分泌增加,丘脑下部泌乳素抑制因子分泌减少,使乳汁分泌充足;电刺激还可促进局部毛细血管扩张,增加血管通透性,加快血流速度,改善局部的血液循环,有利于乳汁的分泌和排出。

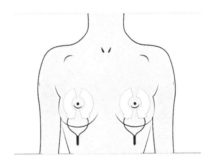

图 3-6　乳房电刺激治疗

三、乳房肿胀

肿胀代表乳房过度充盈,有一部分是因为奶水未被排出,一部分是组织及血液的增加。乳房肿胀时,乳房会感觉痛,变得水肿、紧绷,乳头会看起来发亮、红红的,产妇可能会轻度发烧,一般会持续 24 小时。

1. 乳房肿胀的常见原因

奶水太多;开始喂母乳较晚;婴儿含接姿势不正确;限制婴儿吃奶的次数或者每次哺乳时间短。

2. 乳房肿胀的预防

尽早开始母乳喂养;按婴儿需要哺乳而不是按时哺乳,促进乳汁有效地移出,每天至少有 8—12 次的喂奶次数;产妇应学会使婴儿以正确姿势含住乳头并吸吮乳房。

3. 治疗方案

(1) 早期：多发生于产后第 2 天。

症状：产妇会有轻微乳房发胀感，肿胀程度多在Ⅰ度到Ⅱ度之间。

治疗：低频脉冲电刺激＋手法（马麦式、常规挤奶），同时宣教宝宝吸吮和挤奶的重要性，以及饮食上的注意事项。

(2) 中期：产后 3—5 天。

症状：产妇自觉乳房胀痛不适，乳房变得水肿、紧绷，伴乳房表面变红，皮温升高，乳晕变得紧张、硬度增加，乳头扁平化。肿胀程度可达Ⅲ度。

治疗：①冷热交替疗法（冷敷温度 10—18 ℃、热敷水温 43—46 ℃），持续 20 min。②促进淋巴回流手法加排奶手法（常规挤奶）。③穴位按摩（肩井、膻中、中府、乳根、少泽、太冲）。④低频脉冲电刺激（镇痛模式、乳腺疏通模式各 10 min）。⑤土豆、包菜冷藏后冷敷。⑥松解胸大肌、胸小肌以及前锯肌及筋膜。

乳头、乳晕水肿时，可用冷敷＋反向压力软化手法。反向压力软化手法有四种：花朵式抓握、三指并拢、两指并拢、拇指相对，见图 3-7。以拇指相对为例，具体手法如下：治疗者双手的拇指伸直，指腹平稳地放在乳头两侧，从乳头向胸腔方向朝内进行按压，控制其移动范围在 1/4 圈左右。在乳头上下方按上述操作步骤进行重复，按压时间以缓慢从数字 1 数至数字 50 为准，以促进乳胀情况缓解。要求按压操作中施加的压力应具有相应的持续性和稳定性，避免力道过大。

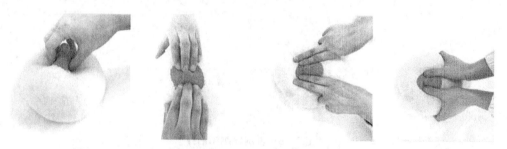

图 3-7　反向压力软化法（花朵式抓握、三指并拢、两指并拢、拇指相对）

(3) 末期：产后 5—15 天。

症状：乳房胀痛缓解，轻微水肿或不水肿，奶水较易挤出，肿胀程度一般在Ⅰ度到Ⅱ度之间。

治疗：低频脉冲电刺激＋手法（马麦式＋常规挤奶），根据情况，适当冷敷。

四、局部乳腺管堵塞

1. 特点

乳房出现一个有疼痛感的硬块，皮肤往往会稍微泛红，大多不会发烧，少数人会出现低热。

2. 乳腺管阻塞的原因

(1) 乳房的一部分乳汁没有移出，在乳腺管内淤积，水分被身体再吸收后，黏稠的乳汁阻塞乳腺管。

（2）常用相同的喂奶姿势，或用手挤奶位置局限。

（3）压迫造成的阻塞，主要是胸罩偏小或过硬。

（4）婴儿含乳姿势不正确，造成某部位乳汁引流不良。

（5）因为重力的关系，乳房的下方比较容易出现乳汁排出不佳。

3. 乳腺局部堵塞的治疗

增加有效的哺乳频率；改变喂奶姿势，以不同的姿势喂奶，吸吮时让婴儿下巴对准硬块。不能排出乳汁时，则需医务人员帮助解决。

（1）由压迫引起的堵塞

①堵塞时间较短，乳房无红肿发热。

治疗：低频脉冲电刺激加马麦式手法，必要时使用脉冲法手法治疗。

脉冲法具体操作如下：治疗时一只手拇指、食指相对捏住乳头颈，封闭乳头开口；另一只手手掌给予积乳位置一定的压力。这时可以感受到乳头颈处乳管有充盈，利用压力冲出堵塞在乳头处的脂肪粒等堵塞物质，见图3-8。

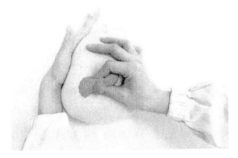

图3-8 脉冲法

②堵塞时间较长，已导致乳腺炎，有红肿热痛。

治疗：消炎的同时应排出变质的乳汁，手法轻柔，马麦式手法加常规挤奶手法，同时用高能红外光照射乳房炎症处消炎20 min。必要时使用中医活血化瘀药物或抗生素。

（2）乳腺炎导致的堵塞：局部乳汁淤积，有明显硬块，排出乳汁则疼痛缓解，一般为乳腺管内炎症；无明显硬块，局部疼痛，甚至皮肤发红，一般为乳腺管外炎症。

①乳腺管内炎症治疗：低频电刺激（乳腺疏通处方），手法治疗应轻柔，用脉冲手法排出乳汁，同时配合消炎治疗。

②乳腺管外炎症治疗：高能红外线治疗，消炎，冷敷治疗，一般无须手法治疗，必要时可用手法排奶。

五、乳头白点

乳头上出现小白点或小水泡，常常和乳腺管阻塞有关，但其成因相关性尚不清楚。

1. 可能的原因

（1）乳汁过于稠厚，堵塞于乳管开口处。

（2）乳汁内有小颗粒样物质，堵塞乳管开口。

（3）吸奶器负压太大或婴幼儿吮吸时衔接不当，乳头表皮在负压下形成薄膜样物，堵塞乳管开口。

2. 治疗

如果乳腺管阻塞同时伴随乳头小水泡，可用无菌针头将水泡挑破，但若只是乳头有水泡而没有疼痛肿块就不算是乳腺管阻塞，若没有不舒服症状，观察即可。使用无菌针头刺破水泡时，不需刺太深，只要挑破水泡的顶端或侧面再挤压乳房即可，有时会从阻塞的乳腺管开口处挤出牙膏状的物质，往往乳腺管就立刻通了，或是让婴儿吸吮也可能将阻塞处吸通。如果仍不通，需医务人员帮助解决。

六、乳头假膜

1. 形成原因

由于乳头反复溃疡，乳头表皮在修复过程中产生一种纤维蛋白，渗出后形成一层膜，可致乳头剧烈疼痛。

2. 治疗方法

（1）早期：表现为乳头反复溃疡，剧烈疼痛，这个时候乳房内没出现乳汁淤积。

治疗：涂红霉素软膏、维生素 D 油剂，保持乳孔通畅。

（2）中期：表现为乳孔被透明的膜封住，奶水长时间不能顺利地流出，乳房体内有乳汁淤积，宝宝吸吮时产妇会觉得乳头连着乳房里的神经疼。

治疗：在哺乳前用温热水清洗乳房，然后用棉签蘸醋贴在乳头上半小时等蛋白膜溶解后哺乳。同时涂红霉素软膏或维生素 D 油剂，保持乳孔通畅。必要时寻求医务人员帮助，进行乳腺疏通治疗。

（3）晚期：由于乳头疼痛，产妇不能正常哺乳，胀奶时间长，乳汁脱水后形成颗粒或者乳酪，阻塞乳腺管导致非感染性乳腺炎。

治疗：堵塞时及时进行乳腺疏通治疗，有炎症时同时消炎治疗。

反复出现乳头假膜的妈妈要注意饮食清淡，避免因维生素 B 族缺乏造成抵抗力下降。

七、乳腺炎

1. 临床定义

乳房局部区域出现红、肿、热、痛，温度在 38.5 ℃ 或更高，伴有寒战、类似流感的肌肉酸痛和全身乏力等症状。这种炎症可能会涉及细菌感染，也可能不会。从充血到非感染性乳腺炎再到感染性乳腺炎以及乳腺脓肿似乎有连续性。

2. 哺乳期乳腺炎的诱因

乳头破损，尤其是金黄色葡萄球菌定植的情况；不常喂食、预定喂食频率或持续时间过短或过长；乳房呈悬垂状、附着力差，婴儿衔接不当，导致乳汁排出效率低下；母亲或婴儿患有疾病；泌乳量过多；快速断奶；乳房受压（例如过紧的胸罩，汽车安全带卡压等）；乳头白点,乳头的毛孔或导管阻塞;产妇疲劳或压力过大等。

3. 造成乳腺炎的原因

造成非感染性乳腺炎的原因:乳汁受到压力而回渗到周围的组织,这些组织将乳汁视为外来物,同时乳汁中含有会引起发炎的物质,即使没有细菌感染,这些也会造成疼痛、肿胀及发热。若乳房组织发炎合并细菌感染,就称为感染性乳腺炎。

乳房任何部位的引流不良,是造成乳腺管阻塞以及乳腺炎的主要原因。

乳房外伤对组织造成的伤害也会导致乳腺炎。如当乳头有皲裂时,细菌容易从伤口处进入,进而造成乳腺炎。

4. 乳腺炎的治疗

增加喂奶频率;疼痛会抑制射乳反射,可从没有感染一侧开始喂奶,在反射顺畅后,再换到感染一侧,这样可以帮助阻塞处乳汁排出;哺乳时经常变换喂奶姿势;可让婴儿下巴对准硬块。其他参照本节局部乳腺管堵塞中关于乳腺炎的治疗方法。

八、乳房脓肿

尽管进行了适当的处理,如果乳房的明确区域仍保持坚硬、红色和局部出现柔软变化,则应怀疑脓肿。大约3%的乳腺炎女性会发生这种情况。最初的全身症状和发烧可能已经解决,可以通过乳房超声明确诊断,也可以通过针头抽吸引流出脓液来诊断并治疗。可能需要连续抽吸排脓,在某些情况下可能需要用超声引导抽吸。应当抽吸液体或脓液进行培养,以针对性给药。如果脓肿很大或有多个脓肿,可能需要进行外科引流。进行外科引流后,即使存在引流,也应继续使用患处的乳房进行母乳喂养,但要注意婴儿的嘴不要直接接触化脓性引流或感染的组织。排脓后应使用抗生素。

九、乳头疼痛

乳头疼痛包括酸痛及皲裂,在产后前几天非常容易发生,发生率为34%—96%。有报道称,产后6周内停止母乳喂养的产妇约有1/3是因为乳头疼痛。通常在出生3—4天之内可能会有暂时性乳头疼痛:在哺乳一开始痛,之后就不会痛。持续性严重乳头酸痛甚至造成乳头皲裂的,要找出原因。

1. 乳头疼痛的原因

哺乳姿势不正确是最常见的原因,另外延迟初次哺乳时间、使用人工奶嘴、婴儿咬乳头以及强行将婴儿抱离乳房都可能导致乳头疼痛。

2. 乳头疼痛的处理

首先找原因,检查乳房有无肿胀等。其次要建立产妇信心,教会产妇如何处理乳头疼痛以及预防。可以在哺乳后涂乳汁在乳头及乳晕上,母乳中含有抗感染因子及表皮生长因子,其中的脂肪成分更可以滋润保护乳头。不要在婴儿吸奶时强行停止哺乳。如果产妇必须中止喂奶,可将手指轻轻伸入婴儿口中,让婴儿自己松开。严重疼痛的可以冰敷乳头止痛,也可以用温水湿润纱布按压乳头来减轻疼痛。

十、乳头感染

乳头感染最常见的为念珠菌感染,它与乳头灼痛或放射状的乳房疼痛症状有关。其诊断困难,因为乳头和乳房在检查时看起来可能正常,并且乳汁培养可能不可靠。应对乳房疼痛的其他病因进行仔细评估,尤其要注意适当的闭锁并排除雷诺氏综合征(血管痉挛)和局部乳头外伤。当从乳头裂痕获得伤口培养物时,它们通常会生长出金黄色葡萄球菌。

第六节　乳房肿胀程度的评估指标

目前尚未建立评估乳房肿胀的标准化可靠工具。常用的是各种主观评价充盈的方法,如乳房的张力、乳房舒适度、用于乳房疼痛程度评价的 VAS 评分,以及评价乳汁分泌量的泌乳始动时间、泌乳量的多少等。

1. 乳房舒适度

参照世界卫生组织疼痛分级标准记录疼痛发生率与程度,分为 4 级。

0 级:无痛(无临床症状)。

Ⅰ级:轻度疼痛,产妇安静,不影响休息。

Ⅱ级:中度疼痛,影响休息,但产妇尚可忍受。

Ⅲ级:重度疼痛,产妇辗转不安,不能入睡。

2. 乳房张力

0 分:没有改变。

1 分:有硬块但柔软。

2 分:乳房皮肤紧绷但没有不舒适。

3 分:皮肤紧绷和不舒适。

4 分:皮肤紧绷和疼痛。

5 分:皮肤非常紧绷并且很疼痛。

3. 乳房胀痛程度

参照视觉模拟评分法(VAS)疼痛分度标准,分为 5 级。

0 级:无痛(无临床症状)。

Ⅰ级:轻度疼痛,产妇安静,可休息。

Ⅱ级:中度疼痛,产妇尚安静。

Ⅲ级:重度疼痛,产妇辗转不安,不能入睡。

Ⅳ级:剧痛,无法忍受。

4. 乳房硬度

Ⅰ度:触之硬如嘴唇,为正常或轻度乳胀。

Ⅱ度:触之硬如鼻尖,为中度乳胀。

Ⅲ度：触之硬如前额，为重度乳胀。

5. 泌乳始动时间

胎儿、胎盘娩出后至挤压乳房有清亮乳汁溢出的时间为泌乳始动时间，时间越短越好。

6. 泌乳量的多少

乳汁分泌量大致分为多、中、少三种层次。

多：哺乳每天在 8 次以上，可满足新生儿的需要，产妇感觉双侧乳房饱满，新生儿睡眠和情绪都较好。

中：哺乳可满足新生儿的大部分需求，但需添加配方奶，产妇感觉双侧乳房饱满，新生儿的睡眠和情绪一般。

少：产妇泌乳不能满足新生儿的需要，新生儿需要大量的配方奶，睡眠质量差，经常哭闹，产妇双侧乳房松弛，用手挤压可见乳汁。

第七节　预测变量

目前发现产后乳胀的发生还与下列因素相关，可以提早针对不同个体预测产后乳胀的发生时间及严重情况，从而及早及时地帮助产妇。

（1）进行剖宫产的产妇比经阴道分娩的产妇通常迟 24—48 小时后出现最大的乳房肿胀。

（2）分娩过程中大量静脉输注液体可能使得产妇的乳房更早出现肿胀及疼痛的感觉。

（3）经历月经前乳房压痛和充血的女性在产后更可能出现更严重的乳房胀痛。

（4）经历过乳房手术或肿块切除术的女性发生充血的情况并不少见，因此，应就这些潜在的并发症给予预期的指导。

（5）分娩时间、早产和麻醉选择的影响尚不清楚。

第八节　鉴别诊断

区分充血和其他导致乳房肿胀的原因是鉴别诊断的关键。

（1）浆细胞性乳腺炎：又称导管扩张症，是乳腺的一种慢性非细菌性炎症，指各种原因引起乳腺导管腔分泌物淤滞、乳腺导管扩张，导管周围出现无菌性炎症及肿块，乳头有粉刺样或浆液性溢液，病变中可找到大量淋巴细胞浸润，多见于 30—40 岁的非哺乳期妇女。

（2）巨乳症：是一个弥漫性的单侧或双侧的乳腺过度增大，很少发生，通常在产后不出现。报告的发病率约为 1∶100 000，但有些人认为它的发生率更高，高达 1∶8 000。

通常被认为是良性的,但逐渐增大的乳房可能会导致呼吸抑制或组织坏死,更可能导致感染和败血症。组织学发现并提示小叶肥大和导管增生。尽管该病可能与乳腺组织的雌、孕激素增多有关或靶细胞对雌、孕激素的敏感性增强有关,但目前尚无明确的病因。

第九节　断奶与回奶

(1) 产妇因疾病、药物等不能哺乳的应尽早回奶,或小儿需离乳,最简单的回奶方法是停止哺乳,必要时可辅以药物。常用的回奶药有:①生麦芽 60—90 g,水煎当茶饮,每日 1 剂,连服 3—5 日;② 芒硝 250 g 分装两纱布袋内,敷于两乳房并包扎,变硬时更换;③ 维生素 B_6 200 g,每日 3 次,连服 3—5 日。甾体激素、溴隐亭等回奶药物不推荐作为一线药。

(2) 不宜或暂停母乳喂养的指征主要包括:母亲患传染病在急性期、严重器官功能障碍性疾病、严重的产后心理障碍和精神疾病,婴儿患有不宜进行母乳喂养的疾病,母亲酗酒、服用对婴儿有影响的特殊药物等。

(3) 回奶的注意事项

①如果乳房胀痛难忍,可以排出部分乳汁,但不要完全排空,否则会促进乳汁分泌。

②回奶期减少对乳房、乳头的刺激,泌乳素的分泌会随之减少,乳汁的分泌也逐渐减少。

③可用冰袋冷敷乳房减轻肿胀的感觉。

④如果发现乳房有硬块,要及时疏通,以防止乳腺炎。

⑤尽量避免使用激素类药物或回奶针,其易引起乳房萎缩或乳腺分泌问题。

第四章　孕期及产后盆底功能康复

第一节　盆底解剖及功能

一、盆底解剖

　　女性盆底是由封闭骨盆出口的多层肌肉和筋膜组成,有尿道、阴道和直肠贯穿其中。盆底肌肉群、筋膜、韧带及其神经构成了复杂的盆底支持系统,其互相作用和支持,承托并保持子宫、膀胱和直肠等盆腔脏器的正常位置。

　　女性骨盆邻近器官有尿道、膀胱、输尿管、直肠、阑尾。内生殖器有阴道、子宫、输卵管。骨盆的骨骼由骶骨、尾骨及左右两块髋骨组成。骨盆的关节有耻骨联合、骶髂关节和骶尾关节。骨盆的韧带有骶骨、尾骨与坐骨结节之间的骶结节韧带和骶骨、尾骨与坐骨棘之间的骶棘韧带。阴部神经起自骶 2—4 神经前支和部分副交感神经,含感觉、运动神经和至会阴的交感神经节后纤维,与阴部内动脉伴行,自梨状肌下缘离开骨盆,再绕过坐骨棘后方经坐骨小孔重返盆腔。在坐骨结节内侧下方分为 3 支(会阴神经、阴蒂背神经、肛门神经),见图 4-1。

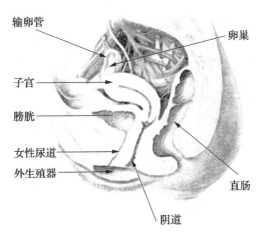

输卵管　卵巢　子宫　膀胱　女性尿道　外生殖器　直肠　阴道

图 4-1　盆腔脏器

二、盆底软组织

盆底软组织由外向内分为三层:
(1) 外层为浅层筋膜与肌肉。
(2) 中层即泌尿生殖膈,由上下两层坚韧的筋膜及一层薄肌肉组成。
(3) 内层由肛提肌及筋膜组成,是最坚韧的一层。

三、"三个水平"理论

"三个水平"理论将支持阴道的筋膜、韧带等结缔组织分为上、中、下三个水平:
(1) 第Ⅰ水平为最上段支持,由主韧带宫骶韧带复合体组成。
(2) 第Ⅱ水平为阴道中段的侧方支持,包括肛提肌、膀胱阴道筋膜及直肠阴道筋膜。
(3) 第Ⅲ水平为远端支持结构,包括会阴体和括约肌。

四、"三腔室"理论

(1) 前盆腔:阴道前壁、膀胱、尿道。
(2) 中盆腔:阴道顶端、子宫。
(3) 后盆腔:阴道后壁、直肠。

五、盆底肌肉

(1) 盆底肌肉主要分深层肌与浅层肌。主要起括约功能(控尿控便)、支持功能和性功能。

深层肌主要包括:耻骨阴道肌、耻骨直肠肌、耻骨尾骨肌、髂骨尾骨肌、坐骨尾骨肌等。其中坐骨尾骨肌是否属于肛提肌目前尚存争议。

浅层肌主要包括:球海绵体肌、会阴深横肌、会阴浅横肌、坐骨海绵体肌等。

(2) 盆底肌肉纤维分为Ⅰ类肌纤维和Ⅱ类肌纤维(又称为慢肌和快肌)。每块骨骼肌均含有不同比例的两类肌纤维。

Ⅰ类肌纤维属于盆腹腔支持系统,功能特点为强直收缩、收缩时间长且持久、不易疲劳,主要作用为维持盆腔脏器在正常解剖位置上,主要分布于盆底深层肌肉。

Ⅱ类肌纤维属于盆腹腔运动系统,功能特点为阶段性收缩、快速短暂、易疲劳,主要以盆底浅层肌肉为主,主要作用为控制排尿、控制排便、维持阴道的紧缩度、增加性快感。

Ⅱ类肌纤维又分为ⅡA、ⅡB和ⅡC类肌纤维。收缩曲线达到60%—70%为ⅡA类肌纤维在收缩,见图4-2;收缩曲线达到90%—100%为ⅡB类肌纤维在收缩,见图4-3;ⅡC类肌纤维为储备类肌纤维。

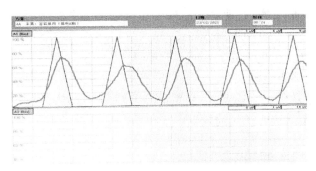

图 4-2　ⅡA 类肌纤维

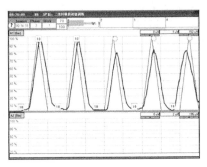

图 4-3　ⅡB 类肌纤维

六、肌纤维低频电刺激参数

Ⅰ类(Fibres I)：8—33 Hz，320—740 μs，R＝T，10—15 mn。

Ⅰ类常用：20 Hz，500 μs，R＝T，10—15 mn 。

Ⅱa 类(Fibres IIa)：20—50 Hz，160—320 μs，R＝2T，10 mn。

Ⅱa 类常用：50 Hz，200 μs，R＝T，10 mn 。

Ⅱb(Fibres Ⅱb)：40—80 Hz，20—160 μs，R＝3T，5 mn 。

Ⅱb 类常用：70 Hz，50—90 μs，R＝T，5 mn。

七、盆底支持组织生理功能

(1) 维持盆腔器官正常的解剖位置。

(2) 参与尿控。

(3) 参与便控。

(4) 维持阴道紧缩度。

八、盆底功能障碍性疾病(PFD)

PFD 的主要表现有：

(1) 盆腔脏器膨出。

(2) 排尿功能障碍。

(3) 排便功能障碍。

(4) 性功能障碍。

(5) 盆腔疼痛等。

九、盆底功能障碍性疾病发生原理

　　正常体位时，人体正常的生理弯曲使腹腔压力和盆腔脏器的重力轴指向骶骨。妊娠时，腰部向前突出，腹部向前鼓起、向下突出，使重力轴线向前移，而使腹腔压力和盆腔脏器的重力指向盆底肌肉,加上子宫重量日益增加,使盆底肌肉处在持续受压中而逐渐松弛。有研究表明孕期女性盆底会降低 2—3 cm,平均下降 2.5 cm。阴道分娩,尤其是产钳等阴道手术助产会进一步加重盆底损伤。因此妊娠是盆底功能障碍性疾病发生的启动因素。衰老不可避免,这无疑使盆底功能障碍逐渐加重;长期咳嗽、便秘、腹压增加、糖尿病等使这一疾病提早发生;某些需要久站及负重的职业,不良生活习惯,如嗜好咖啡、浓茶、碳酸饮料等均可以加重或诱发盆底功能障碍性疾病的发生。

第二节 孕期盆底肌肉功能锻炼

备孕期,女性可适当进行各种盆底肌锻炼。孕期,无前置胎盘等异常出血的产科疾病、流产、早产、宫颈机能不全等禁忌证的孕妇,建议在孕 20—24 周后即可进行 Kegel 锻炼以及用瑞士球等康复器材训练盆底肌肉。广州中山医院陈燕等的研究发现孕期盆底肌锻炼可有效增加盆底肌肉的延展性和弹性,减轻阴道分娩时盆底肌肉的损伤,减少产后盆底功能障碍性疾病的发生。

第三节 盆底康复治疗的原则及基本要求

一、盆底康复治疗的原则

(1) 肌力降低者,肌力≤3 级给予盆底肌低频电刺激,先刺激 Ⅰ 类肌纤维,然后刺激 Ⅱ 类肌纤维,一般 3—5 次电刺激治疗后给予生物反馈训练。盆底磁刺激选择盆腔脏器脱垂或松弛方案。

(2) 肌张力低下者,除了电刺激或磁刺激,建议还给予张力治疗,可使用张力器、68g 阴道哑铃等训练治疗。

(3) 阴道静态压力>20 cmH$_2$O 或 Glazer 评估前后基线明显增高的患者,应先放松肌肉以降低张力,根据检查结果进行个性化治疗,可采用不同频率、脉宽及波形的低频电刺激及磁刺激、生物反馈、放松训练、镇痛等治疗。

二、盆底康复治疗的基本要求

(1) 治疗前、中、后进行 2—3 次的盆底肌电评估,以了解疗效,及时调整治疗方案。
(2) 记录和分析治疗结果,可打印及保存电子信息报告。
(3) 第一疗程治疗结束,根据病人主观症状和客观标准的变化来评价疗效,决定是否需要做第二疗程。

（4）治疗时间 20—30 分钟/次，2—3 次/周，一般 10—15 次/疗程。部分盆底肌恢复良好的患者可以酌情减少治疗次数。如果治疗效果不明显应检查相关神经功能，必要时给予神经修复治疗及平滑肌刺激治疗。

（5）建议膀胱过度活动症（overactive bladder，OAB）患者 15—20 次/疗程。指导患者进行 Kegel 锻炼及 A3 反射训练，3 个月后复查，并给予最低半疗程的强化治疗，随后 3 年内每年给予半疗程或全疗程的巩固治疗，形成本体感觉调整。

（6）所有患者均应进行正确的 kegel 锻炼，使用盆底肌肉康复器应适时适量，进行循序渐进的家庭长期锻炼，以巩固治疗效果。

三、盆底肌康复训练要点

（1）适时适量，循序渐进，持之以恒。
（2）学习识别并有意识地自主控制盆底肌。
（3）掌握正确的盆底肌肉收缩方法，训练盆腹动力协调。
（4）根据盆底肌受损程度和类型进行有针对性的训练。
（5）在医生和治疗师指导下，应用多种康复方法进行训练。
（6）纠正不良的生活习惯，如憋尿、憋便等，避免久蹲、久站，尽量少喝茶、咖啡、碳酸饮料等。

四、盆底功能康复治疗的价值

非手术盆底功能康复治疗由于其有效、无创、适应范围广、可重复，越来越得到认可，应用范围越来越广。其有效性主要表现如下：
（1）产后妇女盆底肌肉功能恢复效果显著。
（2）增强阴道紧缩度，提高性生活质量效果显著。
（3）各种尿失禁治疗效果显著。
（4）轻、中度子宫脱垂及膀胱脱垂、直肠脱垂治疗效果良好。
（5）改善盆底浅层括约肌功能，恢复阴道口、尿道口的闭合屏障功能。
（6）降低挛缩的盆底肌张力，改善盆腔血液循环，有效治疗盆腔疼痛。
（7）作为泌尿生殖系统各种修补术后的功能康复治疗效果显著。

五、盆底康复治疗的安全性

严格掌握低频电刺激、中低频交互电流、射频、磁刺激等物理因子在盆底康复治疗的各种禁忌证与适应证；盆底康复治疗具有无创、无痛、可重复等特点，一般不需服用药物。

六、盆底康复治疗的科学性

盆底康复有赖于现代康复医学的发展。我国于 2005 年从法国等欧洲国家学习引进经大量临床实践验证的对盆底功能障碍性疾病康复效果明显的有效技术,如手法治疗、电刺激、功能磁刺激、Kegel运动、盆底肌肉康复器、生物反馈等。自2008年在全国推广应用,历经十余年证明科学有效。

七、盆底康复治疗的趣味性

治疗过程以声、光、图像等方式设计方案,如游戏般具有趣味性,在轻松愉快中达到治疗目的。

八、盆底康复治疗的长效性

经1—2个疗程后,配合盆底康复器进行家庭康复训练可长期保持疗效。

第四节　盆底功能康复治疗操作流程

盆底功能康复治疗规程包括以下内容:

（1）询问病史。

（2）根据医生的盆底功能检测报告,治疗前康复治疗师应再次检查盆底功能,作为治疗前的盆底功能首次评估,建议以手检＋表面肌电为主,如果是群体筛查,除上述方法外,可采用手检＋气囊压力检查。

（3）按照盆底康复治疗的原则,根据个体具体情况制定治疗方案,采用不同的程序进行电刺激、生物反馈、放松训练、镇痛等治疗。

（4）治疗前、中、后要进行至少2次以上的手检及盆底肌电评估以了解康复疗效,并可根据评估结果及时调整治疗方案。

（5）记录和分析治疗结果,打印或保存电子病历资料。

（6）疗程结束,根据病人主观症状和客观标准的变化来评价疗效,决定是否需要做第二疗程,并使用盆底肌肉康复器进行家庭锻炼,以巩固治疗效果。

（7）每次治疗20—30分钟,2—3次/周,10—15次/疗程,OAB患者15—20次/疗程。必要时在治疗后3个月给予最低半疗程的强化治疗,并可在3年内给予半疗程或全疗程巩固治疗以形成本体感觉调整。

第五节　排尿反射

一、排尿反射

为了便于研究,将排尿反射分成 4 个阶段 12 个反射。

1. 充盈阶段:A 类(4 个反射)

(1) A1 反射:膀胱充盈反射,膀胱处于放松状态,逼尿肌抑制反射,容量增大。

(2) A2 反射:平滑括约肌收缩反射,平滑括约肌加强反射,α 受体受刺激,膀胱颈收缩,这时尿继续进入膀胱。

(3) A3 反射:收缩盆底肌肉,抑制副交感神经。

(4) A4 反射:尿道括约肌保护反射,膀胱三角反射。

2. 排尿预备阶段:B 类(2 个反射)

(1) B1:会阴膀胱逼尿肌松弛反射。

(2) B2:增加腹部压力,准备排尿。

3. 排尿阶段:C 类(5 个反射)

(1) C1:尿道平滑括约肌松弛反射。

(2) C2:尿道平滑括约肌松弛。

(3) C3、C4:继续增加腹压。

(4) C5:尿道内含少量尿,尿道平滑括约肌抑制反射,尿道平滑括约肌继续放松。

4. 排尿完成阶段:D 类(1 个反射)

D1:会阴膀胱逼尿肌抑制反射。回到反射 A1,见图 4 - 4。

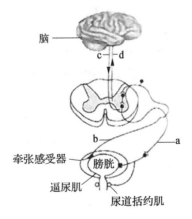

图 4 - 4　排尿神经反射

二、A3 反射

A3 反射是后天训练形成的控尿反射。当膀胱逼尿肌收缩时,膀胱内压力增加,人体反射性收缩盆底肌肉Ⅱ型肌纤维,通过骶神经调节抑制膀胱逼尿肌收缩,使膀胱逼尿肌放松,可以容纳更多的尿液。随着膀胱内压力降低,人体放松盆底肌肉Ⅱ型肌纤维,避免Ⅱ型肌纤维疲劳和Ⅰ型肌纤维负荷过度。当肌力与神经生物反射异常时,这一对共同维护盆底生物力学的功能代价是以损失盆底肌力为主。即 A3 反射异常时往往盆底肌力损失大于骶神经功能下降,因此盆底肌训练对 A3 反射恢复更有效。

由于 A3 反射是通过训练学习形成的后天的控尿反射,因此通过模拟咳嗽时腹压增加使膀胱压力改变,盆底肌肉反射性收缩的生物反馈模式训练 A3 反射,使咳嗽情况下盆底肌Ⅱ型肌纤维收缩先于腹压增加,使尿道压力超过腹压(膀胱压力),达到控制尿液流出,治疗压力性尿失禁的目的,恢复盆底神经生物力学平衡。如果盆底肌能够有效控制,A3 反射可用于治疗各种类型尿失禁。

患者有尿意(膀胱逼尿肌过度活跃):指导患者在先收缩盆底肌的基础上,进行一次咳嗽并快速收缩盆底肌,可单次或连续多次收缩。

患者无尿意(盆底肌力降低):指导患者在放松状态下,进行一次咳嗽同时快速收缩盆底肌,可单次或连续多次收缩。

第六节　盆底肌肉康复器操作规范

盆底康复器疗法是 1985 年 Plevnik 提出的一种借助辅具的盆底肌主动锻炼法,属初级的生物反馈。

盆底康复器又称阴道哑铃,常由带金属内芯的 5 个医用材料球囊组成,球囊最大直径相同而重量不等或重量相同而最大直径不等。使用时,建议从最轻的或最大的康复器开始,使其置入阴道内并持续 15—20 min,当能在阴道内掌控自如时逐步增加重量或缩小体积,并逐渐加入下蹲、咳嗽、跳跃等活动,循序渐进地增加训练难度和强度。

阴道哑铃,利用其重力作用,刺激盆底肌的收缩,从而增强盆底肌力量,促进盆底血液循环及生殖功能的恢复,预防及帮助治疗尿失禁、阴道松弛等盆底疾病。

(1)使用前将康复器用流水清洗,晾干或面巾擦干,使用润滑剂润湿。

(2)采取半仰卧位,缓慢将康复器头部放入阴道,头部尾端距阴道口 2 cm 左右,收缩盆底肌肉,感觉到康复器上升,表明放置正确。

(3)站立起来,保持住康复器使之不脱落,尽可能保持 15 min 左右,也可尝试蹲姿、坐姿、行走、爬楼梯等方式训练。

(4)训练完毕后,仔细用流水清洗康复器,擦干后放入盒内备用。

(5)首次使用从 1 号康复器开始,训练 7—15 天,待可以轻松完成训练后,选择 2 号进行训练,逐步更换至 5 号。更换大一号的康复器后如出现脱落,则退回前一次的继续训练。

(6) 每天早晚两次,每次 15—30 min。

第七节　低频电刺激在产后康复的适应证和禁忌证

一、适应证

(1) 产后女性盆底肌功能降低。

(2) 各种尿失禁。

(3) 轻、中度子宫脱垂,阴道前后壁膨出,阴道松弛。

(4) 产后子宫复旧。

(5) 慢性盆腔疼痛综合征,外阴及阴道疼痛,排便疼痛,性交痛、局部肌肉痉挛性疼痛等。

(6) 性生活不满意者。

(7) 反复非特异性阴道炎、尿路感染患者非急性期。

(8) 盆底手术前、后功能康复治疗。

(9) 耻骨联合分离或疼痛。

(10) 全身运动系统肌肉功能障碍、疼痛、萎缩。

(11) 乳房松弛、乳房下垂。

(12) 下肢水肿、静脉和淋巴回流障碍。

(13) 促进伤口愈合。

(14) 术后疤痕疼痛。

(15) 腹直肌分离。

(16) 薄型子宫内膜等。

随着研究的深入,电刺激治疗的适应证会越来越广泛。

二、禁忌证

(1) 产后恶露未干净或月经期。

(2) 孕妇腹部及腰骶部。

(3) 计划/准备怀孕者。

(4) 装有心脏起搏器者或骶神经调控等脉冲电刺激设备者。

(5) 手术疤痕裂开及活动性出血。

(6) 直肠出血。

(7) 活动性感染。

(8) 恶性肿瘤区域。

（9）有精神及神经系统疾病，如阿尔海默综合征、不稳定癫痫发作。

（10）肌肉完全去神经化（不反应）等。

第八节　压力性尿失禁康复流程

压力性尿失禁是指打喷嚏、咳嗽、大笑或提取重物等腹压增高时出现不自主的尿液自尿道外口渗漏。此病多发于女性，高发于经产妇及高龄女性。

（1）询问病史。

（2）体格检查及妇科检查，触压检查盆壁软组织、肛提肌等是否存在疼痛及张力增高，尾骨活动度如何以及是否疼痛等。如存在疼痛应进行疼痛评分，判断疼痛程度。

（3）书写妇科泌尿病历，填写各种生活问卷（电子版包括尿失禁、性生活质量、盆底功能障碍问卷、随访表等问卷）。

（4）盆腔脏器 POP-Q 评分，盆底肌力手法检查。

（5）盆底肌电评估；电子张力检查；尿垫试验；指压试验；神经功能检查；尿流率检查等。

（6）盆底肌康复治疗。

①电刺激治疗：盆底肌电刺激参数见本章第一节相关内容。

根据盆底肌损伤程度，给予不同频率、脉宽、波形及通断比（T：R）的神经肌肉电刺激。轻度松弛选择通断比 R＝T 的电刺激参数，主要刺激 I 类肌纤维；中、重度松弛选择通断比 R＝2T 甚至 R＝3T 的电刺激参数，对 I 类肌纤维、IIa、IIb 类肌纤维均进行刺激。作用是增强神经兴奋性，被动增加 I、II 类肌纤维的肌力、肌张力。

②生物反馈：给予生物反馈肌力和耐力（疲劳度）训练，让患者跟着动画或语音练习收缩放松盆底肌运动训练，指导患者学会区分会阴与腹部的收缩以及 I、II 类肌纤维收缩。作用是增强患者的训练依从性，提升训练效果。

③肌电触发电刺激：根据盆底肌损伤程度，给予不同频率、脉宽、波形及通断比（T：R）的神经肌肉电刺激。在盆底肌生物反馈训练中，肌力低于 3 级者，如果伴有阴道轻度松弛，选择通断比 R＝T 的电刺激参数，主要刺激 I 类肌纤维；中、重度松弛选择通断比 R＝2T 甚至 R＝3T 的电刺激参数，对 I 类肌纤维、IIa、IIb 类肌纤维均进行刺激。作用是主被动结合刺激，增强本体感觉，加强神经中枢对盆底肌肉的控制。

④Kegel 训练：为盆底肌肉主动训练。根据盆底肌损伤程度，指导练习收缩放松盆底肌。作用是加强大脑中枢对盆底肌的控制，提高患者的 I 类和 II 类肌纤维的肌力、肌张力、收缩稳定性，改善肌纤维的募集和放松状态。

⑤盆底磁刺激治疗：经过诊断后选择压力性尿失禁方案进行治疗。

（7）治疗前、中、后要进行 2—3 次肌电评估，评价疗效并及时调整治疗方案。

（8）坚持进行家庭锻炼以巩固治疗效果，推荐使用盆底肌肉康复器，以持续收缩为主，循序渐进、由易到难、持之以恒。

（9）每次治疗 20—30 分钟，2—3 次/周，10—15 次/疗程。必要时需要强化治疗。可酌情建议给予心理干预及治疗。

第九节 膀胱不稳定性尿失禁康复流程

膀胱不稳定性尿失禁又称急迫性尿失禁,是膀胱过度活动症的表现,指有强烈的尿意而尿液又不能由意志控制经尿道流出的症状,主要是以尿急、尿频为特点的一类尿失禁。

(1)询问病史。

(2)体格检查及妇科检查,盆壁组织触压检查,检查肛提肌及尾骨等是否存在张力增高及疼痛。如存在疼痛应进行疼痛评分,判断疼痛程度。

(3)书写妇科泌尿病历,填写各种生活问卷(电子版包括尿失禁、性生活质量、盆底功能障碍、随访表等问卷)。

(4)盆腔脏器 POP-Q 评分,盆底肌力手法检查。

(5)根据患者的年龄、症状及手检结果等选择进行盆底肌电评估、电子张力检查、指压试验、神经功能检查、尿流率检查等。

(6)康复治疗。

①电刺激治疗:主要给予抑制膀胱逼尿肌过度活跃治疗,然后是盆底肌肉电刺激及生物反馈治疗。

第一步:给予频率 10/5/10 Hz、脉宽 200/500/200 μs 的变频电刺激。作用是抑制膀胱逼尿肌过度活跃。

第二步:给予频率 20 Hz/脉宽 250 μs 和频率 5 Hz/脉宽 200 μs 的电刺激。作用是阻断副交感神经传导兴奋信号到膀胱逼尿肌,抑制膀胱逼尿肌收缩。

第三步:给予频率 50 Hz/脉宽 250 μs 的电刺激。作用是唤醒患者本体感觉。

第四步:给予频率 8—33 Hz/脉宽 320—740 μs 的电刺激和生物反馈。作用是训练患者学会 I 类肌纤维收缩以及区分会阴与腹部收缩。

第五步:给予频率 20—80 Hz/脉宽 20—320 μs 的电刺激及生物反馈。作用是训练患者学会 II 类肌纤维收缩,锻炼 II 类肌纤维肌力。

第六步:给予 I 类肌纤维和 II 类肌纤维生物反馈训练,加强两类肌纤维肌力。

②Kegel 训练:为盆底肌肉主动训练,指导练习收缩放松盆底肌,学会区分会阴与腹部的收缩以及 I、II 类肌纤维收缩。作用是加强大脑中枢对盆底肌的控制,提高患者的 I 类和 II 类肌纤维的肌力、肌张力、收缩稳定性,改善肌纤维的募集和放松状态。

③生物反馈:给予 A3 反射生物反馈训练模块让患者学习,在先收缩盆底肌的基础上模拟咳嗽,可单次或连续多次收缩,使盆底肌 II 型肌纤维收缩先于腹压增加。作用是训练患者收缩盆底肌肉从而反射性抑制膀胱逼尿肌收缩。

④盆底磁刺激治疗:经过诊断后选择混合性尿失禁方案进行治疗。

(7)治疗前、中、后要进行 2—3 次盆底肌电评估,以了解疗效,调整治疗方案。

(8)自动记录和分析治疗结果,打印报告或留存电子病历资料。

(9)治疗结束后根据病人主观症状和客观标准评价疗效。建议使用盆底肌肉康复器锻炼强化训练本体感觉。一般 3 个月后进行第二疗程治疗。

（10）每次治疗 20—30 分钟,2—3 次/周,15—20 次/疗程。必要时需要强化治疗,并可酌情建议给予心理干预及治疗。

第十节　混合性尿失禁盆底检查与康复流程

混合性尿失禁是指病人除了压力性尿失禁,还有尿急和(或)急迫性尿失禁的症状。

（1）询问病史。

（2）体格检查及妇科检查,盆壁组织触压检查,检查肛提肌及尾骨等是否存在张力增高及疼痛。如存在疼痛应进行疼痛评分,判断疼痛程度。

（3）书写妇科泌尿病历,填写各种生活问卷(电子版包括尿失禁、性生活质量、盆底功能障碍、随访表等问卷)。

（4）盆腔脏器 POP-Q 评分,盆底肌力手法检查。

（5）盆底肌电评估;电子张力检查;尿垫试验;指压试验;神经功能检查;尿流率检查等。

（6）混合性尿失禁康复治疗。

①电刺激治疗:混合性尿失禁优先给予抑制膀胱逼尿肌过度活跃的治疗,然后是盆底肌肉的电刺激及生物反馈治疗。

第一步:给予频率 10/5/10 Hz、脉宽 200/500/200 μs 的变频电刺激。作用是抑制膀胱逼尿肌过度活跃。

第二步:给予频率 20 Hz/脉宽 250 μs 和频率 5 Hz/脉宽 200 μs 的电刺激。作用是阻断副交感神经传导兴奋信号到膀胱逼尿肌,抑制膀胱逼尿肌收缩。

第三步:给予频率 50 Hz/脉宽 250 μs 的电刺激。作用是唤醒患者本体感觉。

第四步:给予频率 8—33 Hz/脉宽 320—740 μs 的电刺激和生物反馈。作用是训练患者学会Ⅰ类肌纤维收缩以及区分会阴与腹部收缩。

第五步:给予频率 20—80 Hz/脉宽 20—320 μs 的电刺激及生物反馈。作用是训练患者学会Ⅱ类肌纤维收缩,锻炼Ⅱ类肌纤维的肌力。

第六步:给予Ⅰ类肌纤维和Ⅱ类肌纤维生物反馈训练,加强两类肌纤维的肌力。

②Kegel 训练:为盆底肌肉主动训练,指导练习收缩放松盆底肌,学会区分会阴与腹部的收缩以及Ⅰ、Ⅱ类肌纤维收缩。作用是加强大脑中枢对盆底肌的控制,提高患者的Ⅰ类和Ⅱ类肌纤维的肌力、肌张力、收缩稳定性,改善肌纤维的募集和放松状态。

③生物反馈:给予 A3 反射生物反馈训练模块让患者学习,在先收缩盆底肌的基础上模拟咳嗽,可单次或连续多次收缩,使盆底肌Ⅱ型肌纤维收缩先于腹压增加。作用是训练患者收缩盆底肌肉从而反射性抑制膀胱逼尿肌收缩。

④盆底磁刺激治疗:经过诊断后选择混合性尿失禁方案进行治疗。

（7）治疗前、中、后要进行 2—3 次盆底肌电评估,以了解疗效,调整治疗方案。

（8）自动记录和分析治疗结果,留存电子病历资料。

（9）治疗结束后根据病人主观症状和客观标准评价疗效。建议使用盆底肌肉康复器锻炼强化训练本体感觉。一般 3 个月后进行第二疗程治疗。

（10）每次治疗 30 分钟,2—3 次/周,15—20 次/疗程。必要时需要强化治疗,并可酌情建议给予心理干预及治疗。

第十一节　盆腔脏器脱垂康复流程

盆腔脏器脱垂是一类由各种原因导致的盆底支持组织薄弱,造成盆腔器官下降移位,引发器官的位置及功能异常,以膀胱脱垂、尿道脱垂、子宫脱垂、直肠脱垂多见,有时伴有排尿、排便异常及外阴部出血、炎症等,程度不等的影响患者的生活质量。

（1）询问病史。

（2）体格检查及妇科检查,盆壁组织触压检查,检查肛提肌及尾骨等是否存在张力增高及疼痛。如存在疼痛应进行疼痛评分,判断疼痛程度。

（3）书写妇科泌尿病历,填写各种生活问卷(电子版包括尿失禁、性生活质量、盆底功能障碍、随访表等问卷)。

（4）盆腔脏器 POP-Q 评分,盆底肌力手法检查。

（5）盆底肌电评估;电子张力检查;尿垫试验;指压试验;神经功能检查;尿流率检查等。

（6）盆底康复治疗原则:根据脱垂程度、年龄、身体状况及生育要求,决定具体治疗方案,遵循个性化、安全、有效、简单原则。非手术治疗适用于轻、中度脱垂患者及个别重度脱垂患者手术前的盆底肌康复。

①电刺激治疗

第一步:给予频率 8—33 Hz、脉宽 320—740 μs 的电刺激和生物反馈。作用是训练患者学会Ⅰ类肌纤维收缩以及区分会阴与腹部收缩。

第二步:给予频率 20—80Hz、脉宽 20—320 μs 的电刺激及生物反馈。作用是训练患者学会Ⅱ类肌纤维收缩,锻炼Ⅱ类肌纤维肌力。

第三步:给予Ⅰ类肌纤维和Ⅱ类肌纤维生物反馈训练,加强两类肌纤维的肌力。

②Kegel 训练:为盆底肌肉主动训练,指导练习收缩放松盆底肌,学会区分会阴与腹部的收缩以及Ⅰ、Ⅱ类肌纤维收缩。作用是加强大脑中枢对盆底肌的控制,提高患者的Ⅰ类和Ⅱ类肌纤维的肌力、肌张力、收缩稳定性,改善肌纤维的募集和放松状态。

③生物反馈:给予Ⅰ类肌纤维生物反馈模块和Ⅱ类肌纤维生物反馈模块训练。作用是提高患者Ⅰ类和Ⅱ类肌纤维的肌力、肌张力、收缩稳定性,改善肌纤维的募集和放松状态。

④盆底磁刺激治疗:经过诊断后选择脏器脱垂方案进行治疗。

（7）治疗前、中、后进行 2—3 次盆底肌电评估,便于评价疗效及调整治疗方案。

（8）记录和分析治疗结果,打印报告或电子病历留存。

（9）治疗结束后根据病人主观症状和客观标准评价疗效。建议使用盆底肌肉康复器锻炼强化训练本体感觉。必要时 3 个月后进行第二疗程。

（10）每次治疗 30 分钟,2—3 次/周,10—15 次/疗程。可酌情建议给予心理干预及治疗。

第十二节 盆腔手术前盆底功能康复流程

(1) 询问病史。

(2) 体格检查及妇科检查,盆壁组织触压检查,检查肛提肌及尾骨等是否存在张力增高及疼痛。如存在疼痛应进行疼痛评分,判断疼痛程度。

(3) 书写妇科泌尿病历,填写各种生活问卷(电子版包括尿失禁、性生活质量、盆底功能障碍、随访表等问卷)。

(4) 盆腔脏器 POP-Q 评分,盆底肌力手法检查。

(5) 盆底肌电评估;电子张力检查;尿垫试验;指压试验;神经功能检查;尿流率检查等。

(6) 盆腔脏器脱垂手术前康复治疗原则(适用于盆底功能降低的子宫切除患者):根据脱垂程度、年龄、身体状况及生育要求,决定具体治疗方案,遵循个性化、安全、有效、简单原则。适用于中度脱垂患者及个别重度脱垂患者的手术前盆底肌康复。

①电刺激治疗

第一步:给予频率 8—33 Hz、脉宽 320—740 μs 的电刺激和生物反馈。作用是训练患者学会 I 类肌纤维的收缩以及区分会阴与腹部的收缩。

第二步:给予频率 20—80 Hz、脉宽 20—320 μs 的电刺激及生物反馈。作用是训练患者学会 II 类肌纤维的收缩,锻炼 II 类肌纤维的肌力。

第三步:给予 I 类肌纤维和 II 类肌纤维生物反馈训练,加强两类肌纤维的肌力。

②Kegel 训练:为盆底肌肉主动训练,指导练习收缩放松盆底肌,学会区分会阴与腹部的收缩以及 I、II 类肌纤维收缩。作用是加强大脑中枢对盆底肌的控制,提高患者的 I 类和 II 类肌纤维的肌力、肌张力、收缩稳定性,改善肌纤维的募集和放松状态。

③生物反馈:给予 I 类肌纤维生物反馈模块和 II 类肌纤维生物反馈模块训练。作用是提高患者 I 类和 II 类肌纤维的肌力、肌张力、收缩稳定性,改善肌纤维的募集和放松状态。

(7) 自动记录和分析治疗结果。

(8) 告知病人手术后三个月进行盆底肌功能复查,指导盆底康复方案。

第十三节 盆腔术后盆底康复流程

(1) 询问病史。

(2) 体格检查及妇科检查,盆壁组织触压检查,检查肛提肌及尾骨等是否存在张力增高及疼痛。如存在疼痛应进行疼痛评分,判断疼痛程度。

(3) 书写妇科泌尿病历,填写各种生活问卷(电子版包括尿失禁、性生活质量、盆底功能障碍、随访表等问卷)。

(4) 盆腔脏器 POP-Q 评分,盆底肌力手法检查。

(5) 进行必要的盆底功能检查,如盆底肌电评估、电子张力检查、尿垫试验、指压试验、神经功能检查、尿流率检查等。

(6) 盆腔手术后康复治疗原则:检查患者是否存在手术伤口愈合不良及疼痛,如有上述情况,应先治疗伤口及疼痛。遵循个性化、安全、有效、可重复原则。患者手术伤口愈合不良及疼痛,给予平滑肌电刺激、远红外等促进伤口愈合,并给予 TENS 电流、中低周波、平滑肌电刺激等止痛及改善局部营养治疗。如果患者术后出现漏尿、失禁、性功能障碍等症状,可选择与症状相适应的电刺激治疗。

①电刺激治疗

第一步:给予频率 8—33 Hz、脉宽 320—740 μs 的电刺激和生物反馈。作用是训练患者学会Ⅰ类肌纤维的收缩以及区分会阴与腹部的收缩。

第二步:给予频率 20—80 Hz、脉宽 20—320 μs 的电刺激及生物反馈。作用是训练患者学会Ⅱ类肌纤维的收缩,锻炼Ⅱ类肌纤维的肌力。

第三步:给予Ⅰ类肌纤维和Ⅱ类肌纤维生物反馈训练,加强两类肌纤维的肌力。

②Kegel 训练:为盆底肌肉主动训练,指导练习收缩放松盆底肌,学会区分会阴与腹部的收缩以及Ⅰ、Ⅱ类肌纤维收缩。作用是加强大脑中枢对盆底肌的控制,提高患者的Ⅰ类和Ⅱ类肌纤维的肌力、肌张力、收缩稳定性,改善肌纤维的募集和放松状态。

③生物反馈:给予Ⅰ类肌纤维生物反馈模块和Ⅱ类肌纤维生物反馈模块训练。作用是提高患者Ⅰ类和Ⅱ类肌纤维的肌力、肌张力、收缩稳定性,改善肌纤维的募集和放松状态。

(7) 记录和分析治疗结果,电子病历留存。

(8) 治疗结束后根据病人主观症状和客观标准评价疗效。建议使用盆底肌肉康复器锻炼强化训练本体感。必要时 3 个月后进行第二疗程。

(9) 每次治疗 30 分钟,2—3 次/周,10—15 次/疗程。可酌情建议给予心理干预及治疗。

第十四节　性功能障碍盆底康复流程

女性性功能障碍指由于心理或器质性的原因引起女性在性反应周期中的一个环节或几个环节发生障碍,以及性交疼痛等,导致不能产生满意的性交所必需的性生理反应和性快感。常见分类有性欲障碍、性唤起障碍、性高潮障碍、性交疼痛等。

(1) 询问病史。

(2) 体格检查及妇科检查,盆壁组织触压检查,检查肛提肌及尾骨等是否存在张力增高及疼痛。如存在疼痛应进行疼痛评分,判断疼痛程度。

(3) 书写妇科泌尿病历,填写各种生活问卷(电子版包括尿失禁、性生活质量、盆底功能障碍、随访表等问卷)。

(4) 盆腔脏器 POP-Q 评分,盆底肌力手法检查。

（5）进行必要的盆底功能检查,如盆底肌电评估、电子张力检查、尿垫试验、指压试验、神经功能检查、尿流率检查等。

（6）盆底康复治疗:腹部、盆底、大腿肌群的功能与血管充盈、神经反射是性活动的三个要素,提高盆底肌群的收缩力,降低肌肉疲劳度,对性活动的满意度提高非常重要。其中耻骨尾骨肌功能对性生活质量提高相当重要。Kegel 于 1952 年发现 40% 的女性耻骨尾骨肌有缺陷。因此提高盆底肌Ⅰ、Ⅱ类肌纤维的肌力可以治疗因盆底肌力降低导致的女性性功能障碍。

①电刺激及生物反馈

第一步:给予频率 8—33 Hz、脉宽 320—740 μs 的电刺激和生物反馈,R=T。作用是训练患者学会Ⅰ类肌纤维的收缩以及区分会阴与腹部的收缩。

第二步:给予频率 20—80 Hz、脉宽 20—320 μs 的电刺激及生物反馈,R=2T,R=3T。作用是训练患者学会Ⅱ类肌纤维的收缩,锻炼Ⅱ类肌纤维的肌力。

第三步:给予Ⅰ类肌纤维和Ⅱ类肌纤维生物反馈训练,加强两类肌纤维的肌力。

第四步:给予性高潮的生物反馈模块训练。

②肌电触发电刺激:根据盆底肌损伤程度,给予频率 50 Hz、脉宽 200—400 μs 且通断比不同的肌电触发的电刺激,原则上,轻度松弛选择通断比较小的电刺激方案,中、重度松弛选择通断比较大的电刺激方案。作用是主被动结合刺激,增强本体感觉,加强神经中枢对盆底肌肉的控制。见本章第七节相关内容。

③Kegel 训练:加强大脑中枢对盆底肌的控制,提高患者的Ⅰ类和Ⅱ类肌纤维的肌力、肌张力、收缩稳定性,改善肌纤维的募集和放松状态。

④放松疗法:给予多种放松方法进行肌肉放松,教会患者如何正确放松盆底肌肉。包括:呼吸放松、指导语放松、冥想放松、生物反馈放松等。

⑤盆底磁刺激治疗:经过诊断后选择性功能障碍方案进行治疗。

（7）治疗前、中、后要进行 2—3 次的盆底肌电评估,以了解疗效并调整治疗方案。

（8）自动记录和分析治疗结果。

（9）疗程结束根据病人主观症状和客观标准的变化来评价疗效,并决定是否需要做第二疗程。使用盆底肌肉康复器进行家庭锻炼,以巩固治疗效果。

（10）每次治疗 20—30 分钟,每星期 2—3 次,10—15 次/疗程,必要时需要强化治疗。

第十五节　产后子宫复旧不良康复治疗

一、概述

子宫是位于盆腔中央、肌性的中空器官,在膀胱与直肠之间,下连阴道,是产生月经和孕育胎儿的器官。成年未产妇的子宫呈倒置梨形,前后稍扁,长约 8 cm,最宽处约 4 cm,厚 2—3 cm。没有经阴道分娩的宫颈口呈圆形,边缘光滑整齐;分娩后的宫颈口呈横裂状。子宫的位置会随着膀胱和直肠的充盈程度发生改变。保持子宫的正常位置,主要靠盆底肌和阔韧带、主韧带、圆韧带、宫骶韧带的固定。如果孕期和分娩对盆底肌肉和这些韧带造成损伤,子宫脱垂的风险就大大提高。

二、关于子宫复旧

妊娠后子宫逐渐扩张到原来的数十倍大,功能和外貌也都变得与以前大不一样。分娩后,由于子宫肌肉的缩复作用,迫使肌层内血管管腔闭锁或狭窄,子宫肌细胞缺血或发生自溶,子宫体积明显缩小,胎盘剥离面亦随着子宫的缩小和新生内膜的生长而得以修复。复旧包括子宫体的复原、子宫颈的复原、子宫内膜的恢复。若产后 6 周子宫仍未恢复到非孕状态,称为子宫复旧不良。

三、造成子宫复旧不良的原因

(1) 子宫后位:产后由于胀奶使乳腺不能受挤压、剖宫产术后切口疼痛,大多数产妇采取仰卧位姿势睡眠。由于产后的子宫韧带松弛,长时间的仰卧位易使子宫体因重力关系后倾甚至后屈。后位的子宫体静脉回流阻力增大,导致恶露不净。故产后新妈妈们不应长时间处于仰卧位,应及早活动,经常变换体位。若身体无异常情况,在产后的第二天便可开始俯卧,每天 1—2 次,每 次 15—20 分钟,便于子宫恢复原来的前倾前屈位。

(2) 蜕膜残留和胎盘组织残留:因妊娠组织物未完全清除、子宫畸形、子宫肌瘤等,导致部分组织物残留于宫腔内。此时除了恶露不净,还有出血量时多时少,夹杂着血块,并伴有阵阵腹痛。

(3) 剖宫产子宫切口血肿:子宫切口创面愈合不良,造成阴道流血不净,且易并发产褥期感染。

(4) 多次分娩使子宫纤维组织相对增多,影响子宫收缩力。

(5) 膀胱过度膨胀或膀胱经常处于膨胀状态使子宫复旧受阻,以产后尿潴留最常见。

(6) 其他:子宫内膜存在慢性炎性改变,抑或其他原因仍需进一步研究。

四、子宫复旧不良的危害

(1) 产后恶露不净有可能导致局部和全身感染,严重者可发生败血症。

(2) 产后恶露不净易诱发晚期产后出血,甚至大出血休克,危及产妇生命。

(3) 剖宫产所导致的产后恶露不净还容易引起切口感染、裂开或愈合不良,甚至需要切除子宫,是引起剖宫产术后子宫憩室的原因之一。

五、子宫复旧不良的治疗

1. 产后及时排尿

产妇产后应该及时排尿,不要让膀胱过胀或者经常处于膨胀状态,避免引发尿路感染。尤其是剖宫产的产妇，拔掉导尿管后，要尽可能自行排尿。

2. 中草药治疗

产后子宫会不断地收缩将积血排出体外，可以服用生化汤祛瘀活血或益母草促进子宫复旧。

3. 按摩子宫

除了使用药物进行调理之外，新妈妈还可以对子宫底进行按摩：将手放在肚脐周围，做顺时针环形按摩，让子宫肌肉受刺激收缩，促进子宫恢复。

4. 母乳喂养

母乳喂养也是帮助子宫快速复原的一个好方法，因为宝宝的吮吸刺激会反射性地引起子宫收缩，尽早给宝宝哺乳，可加速子宫收缩。

5. 物理因子促进

仿生物电技术是基于生物电在生命活动中的重要作用，通过刺激神经—肌肉—内脏反射轴，反馈性地作用于子宫平滑肌，通过增加子宫平滑肌的收缩幅度及促进收缩力，有效改善盆底血液循环，从而达到治疗效果。

（1）治疗方法

①平滑肌刺激治疗：目前疗效确切的平滑肌刺激多采用低频电刺激治疗。黏性电极片分别贴于宫体体表投影部位＋骶尾部，治疗时间为 30 min/次，1 次/d，一般连续治疗 4—6 d。协助产妇取平卧位，将电极片分别置于对应位置，调整治疗强度，由 0 mA 逐步增大电流强度，电刺激强度选择以患者有脉搏搏动感为最佳，正常在 8.0—11.5 mA。注意在增加强度时要与产妇沟通，必须以患者能耐受、感到舒适为原则。

②中频电刺激治疗：应用频率为 1 000—100 000 Hz 的脉冲电流治疗疾病，治疗强度在产妇耐受范围内，2 次/d，3 天为 1 个疗程，可根据情况合理调整治疗时间与次数，使产后子宫乏力导致的子宫收缩不良被动产生宫缩，促进宫腔内恶露、淤血加速排出，促进子宫复旧。

（2）治疗时机

①产后早期，建议阴道分娩产后 2 h，剖宫产后 24 h，部分文献报告剖宫产后 6 h 亦可。

②产褥期排出血性恶露时间超过 6 周，经超声检查提示子宫腔积液、子宫复旧不良、子宫切口回声异常等。

第五章 孕产期运动康复

第一节 女性备孕期及妊娠期预防性训练

Depken 和 Zelasko 发现,如果保持肌肉力量训练,腹部肌肉组织的分离程度会降低,而对母亲或胎儿没有任何影响。在怀孕期间,腹部和核心肌肉组织不可避免地会减弱,尤其是在妊娠晚期。他们发表的文章"Core Training Exercise Selection During Pregnancy"指出,并没有数据显示在怀孕期进行适当的运动会导致早产、影响胎儿发育、流产或肌肉骨骼损伤等情况,反而可以减轻怀孕期不适及促进产后的恢复。胎儿的生长导致腹白线扩张,引起腹壁的自然扩张,随后出现腹直肌的分离。妇女在准备怀孕的过程中及怀孕12 周之后,排除医学相关的禁忌证后,应尽早开始进行针对性的运动训练,包括核心肌群训练、肌力锻炼、有氧运动、关节活动和拉伸运动等。

一、孕期的身体变化

怀孕的过程分为前(0—12 周)、中(13—26 周)、后(27—40 周)三个阶段。孕妇的肌肉骨骼系统、心血管系统及呼吸系统于整个怀孕过程中一直持续地变化。怀孕期间,女性体内激素变化,如雌激素及松弛素浓度逐渐上升,导致全身的肌肉、韧带及关节囊亦变得较松弛,对肌肉力量、整体姿势和关节的稳定性具有不同程度的影响。

怀孕前期,激素的改变,使动脉壁及静脉壁变得相对较松弛,使孕妇的血管变得肿胀,从而影响循环系统,包括水肿、呼吸深度加大、呼吸道黏液增多等,孕妇可能出现低血糖、头晕等症状。中期之后,孕妇体内的血液量会增加,使得血管压力增加,心跳速度也比未怀孕时增加 10—20 次/min。这些变化大约在产后 6 周恢复正常。到了后期,孕妇子宫比原来增大 5—6 倍,重量增加了 20 倍,并且子宫本身及其软组织受到胎儿体积增大和羊水增多的影响,持续被牵拉,使其软组织如韧带、肌肉和筋膜等的弹性发生变化。

二、孕期适当运动的益处

1. 适当运动带给准妈妈的益处

(1) 减少妊娠期高血压、糖尿病等孕期并发症的发生率。

(2) 增强核心肌群肌肉力量,有利于顺利分娩,降低剖宫产率。

（3）改善盆腔充血状况,缓解腰痛,减轻水肿。

（4）增进食欲,促进新陈代谢。

（5）释放压力,放松心情,增加自信,有助于缓解焦虑、抑郁情绪,促进睡眠。

（6）促进肠胃蠕动,减少便秘。

（7）锻炼心肺功能。

（8）增加胰岛素敏感性,改善激素状况以保护卵巢功能。

（9）抑制腰背部、腹部、臀部等的脂肪堆积,降低体质量指数,有利于产后形体恢复及预防或减轻压力性尿失禁等的发生。

2. 适当运动带给胎儿的益处

（1）增强氧气的转运,减少二氧化碳通过胎盘的扩散,促进胎盘血流,对胎儿发育产生一定的积极影响。

（2）增强胎儿动脉的抵抗力,降低胎儿晚年患心脏病的风险。

（3）声音和振动刺激（羊水摇动可刺激胎儿全身皮肤）加速胎儿大脑的发育。

（4）减少孕妇的身体疲劳感和不适感,使孕妇保持心情舒畅,利于胎儿形成良好的性格。

三、适应证和禁忌证

1. 适应证

备孕中或孕期自身状态良好、胎儿发育正常的适龄孕妇。

2. 绝对禁忌证

患有心脏病、限制性肺病者,子宫颈口松弛或环扎者,有早产危险,持续出血,前置胎盘,早产史,胎膜破裂,合并妊娠期高血压等。

3. 相对禁忌证

严重贫血,心律不齐,慢性支气管炎,未受控制的Ⅰ型糖尿病,病态肥胖 BMI>39,严重体重不足 BMI<12,孕前极度静态的生活方式,孕期子宫生长受限,子痫前期,未受控制的高血压,骨骼系统限制性疾病,未受控制的癫痫,未受控制的甲状腺疾病,吸烟等。

四、运动强度建议

对于已排除病理因素存在的健康女性,孕期的运动量建议与一般健康人士相同,每周几乎每天进行 20—30 min 中等强度的训练。但在进行训练时应考虑女性怀孕前的运动习惯,若之前没有运动习惯的女性,进行训练时心跳建议达到最大心跳的 60%—70% 或最大摄氧量的 50%—60%。同时必须要注意的是,怀孕女性在选择运动项目时,应避免选择撞击性运动、潜水、高温瑜伽、跳伞和跌倒风险较大的运动。

具体建议如表 5-1。

表 5-1　运动强度建议

	有氧运动	阻力训练	柔软度训练
频率	每周至少 3—5 次	每周 2—3 次 （非连续性进行）	每周 2—3 次 （每天进行效果最佳）

续表

	有氧运动	抗阻训练	柔软度训练
强度	中等强度(3—59 MET 或 RPE 12—13)	达到中等强度的疲劳,每一次运动以最大强度重复	活动至肌肉有轻微拉伸感
时间	每天累计进行 30 min;每周累计 150 min;剧烈运动为每周 75 min	按个人体能状况,重复 1—3 次	静态拉伸 10—30 s
类型	各种耐受良好的负重或非负重运动	耐受良好的徒手抗阻训练、机械抗阻训练等	针对每块肌肉进行主动、被动和动态伸展

注:能量代谢当量(Metabolic Equivalent of Energy,MET):是以安静、坐位时的能量消耗为基础,表达各种活动时相对能量代谢水平的常用指标。体力感觉等级量表(RPE 量表):是利用主观感觉来推算运动负荷强度的一种有效的方法,可参照 RPE 来控制运动强度。

五、孕期可进行的特殊运动练习指导

1. 腹式呼吸练习

(1) 指导孕妇正确地进行膈式呼吸

①治疗师将双手放在孕妇腹部两侧,稍稍用力,指导产妇有效吸气,并尽力将治疗师双手撑开。

②治疗师将双手放在孕妇背部下方,然后指导孕妇吸气,尽力将治疗师双手撑住。

上述膈式呼吸训练每次练习 10 min,每天 1 次,每周 5 d,坚持 4 周。

(2) 呼吸训练(吹气球):仰卧位,屈髋屈膝 90°,保持矢状面稳定和膈肌、盆底肌处于关节功能共轴位,将双小腿放在凳子上。吸气,两侧肋骨往外打开,腰椎无过伸,胸部无过度用力,骨盆后倾,尾骨稍离开床面,使胸廓和骨盆处于平行状态,双膝夹住软垫,以激活盆底肌。双侧肩关节前屈 90°,气球直径选 5—30 cm,一只手控制吹气棒,另一只手稳定气球,尽可能用力吹气球到直径约 20 cm,吹气过程中注意不要漏气。训练过程中如有不适,立即停止练习并做呼吸调整。气球吹满后进行一次自然呼吸调整。上述训练每次20 min,每天 1 次,每周 3 d,共 12 周。若个体存在呼吸模式问题,必须首先予以纠正。

2. Kegel 运动练习

Kegel 训练是指有意识地对以耻骨尾骨肌肉群为主的盆底肌肉群进行自主性收缩锻炼,增强盆底支持张力,恢复盆底支持结构的肌力和神经功能,增强盆底支持结构的稳定与协调,同时改善盆底组织的解剖结构。孕期无禁忌证者在孕 20 周后即可进行 Kegel 锻炼,以减少产后盆底功能障碍性疾病的发生。

孕妇可取平卧位、站立位、坐位等进行训练。盆底Ⅰ类肌锻炼:缓慢收缩会阴及肛门至最大肌力,持续 3—5 s,然后缓慢放松持续 3—5 s。盆底Ⅱ类肌锻炼:最大肌力快速收缩会阴及肛门后立即放松,连续收缩、放松 3—5 次,再放松 6—10 s。由治疗师指导受试者反复练习,避免腿部、臀部肌肉的参与,直至熟练掌握后,让其回家自主练习,每次 15—30 min,一天 2 次。

3. 拉梅兹呼吸减痛分娩法

拉梅兹分娩呼吸法强调分娩是一种正常、自然、健康的过程。通过一系列的学习与持续的练习,使每位孕妇在情绪上、理智上、心理上及生理上都有所准备。采用拉梅兹呼吸法时,最重要的是孕妇需要充分了解分娩过程中自身的身体变化及胎儿的状态,这样才能使拉梅兹分娩呼吸法发挥最大作用。因此要想在分娩时更好地运用拉梅兹呼吸法,平时应当认真努力练习,这样才能在分娩时熟练应用。通常,孕妇从怀孕 7 个月开始进行拉梅兹呼吸法的训练,如由丈夫陪伴进行,效果会更好。共分为 5 个步骤:

(1)第一阶段——胸部呼吸法

此方法应用在分娩开始的时候,此时宫颈开 3 cm 左右,所采用的呼吸方式是缓慢的胸式呼吸。

孕妇可以感觉到子宫每 5—20 min 收缩一次,每次收缩约 30—60 s。孕妇学习由鼻子深深吸一口气,随后开始吸气、吐气,反复进行,直到阵痛停止,恢复正常呼吸。胸部呼吸是一种不费力且舒服的减痛呼吸方式,每当子宫开始或结束剧烈收缩时,孕妇可以通过这种呼吸方式准确地给家人或医生反映有关宫缩的情况。

(2)第二阶段——嘻嘻轻浅呼吸法

嘻嘻轻浅呼吸法应用在婴儿一面转动一面慢慢由产道下来的时候(子宫颈开 7 cm 以前)。子宫开始收缩,采用胸式深呼吸;子宫强烈收缩时,采用浅呼吸法;收缩开始减缓时恢复深呼吸。宫颈开至 3—7 cm,子宫的收缩变得更加频繁,每 2—4 min 就会收缩一次,每次持续约 45—60 s。首先孕妇让自己的身体完全放松,眼睛注视着同一点。用嘴吸入一小口空气,保持轻浅呼吸,让吸入及吐出的气量相等,完全用嘴呼吸,保持呼吸高位在喉咙,就像发出"嘻嘻"的声音。当子宫收缩强烈时,加快呼吸,反之就减慢。练习时由连续 20 s 慢慢加长,直至一次呼吸练习能达到 60 s。

(3)第三阶段——喘息呼吸法

当子宫开至 7—10 cm 时,准妈妈感觉到子宫每 60—90 s 就会收缩一次,每次收缩维持 30—90 s,这已经到了产程最激烈、最难控制的阶段了,胎儿马上就要临盆。孕妇先将空气排出,再深吸一口气,接着快速做 4—6 次的短呼气,感觉就像在吹气球,其比嘻嘻轻浅式呼吸还要更浅,也可以根据子宫收缩的程度调节速度。练习时由一次呼吸练习持续 45 s 慢慢加长至一次呼吸练习能达 90 s。

(4)第四阶段——哈气运动

进入第二产程的最后阶段,孕妇想用力将婴儿从产道送出,但是此时医师要求不要用力,以免发生阴道撕裂,要等待宝宝自己挤出来,准妈妈此时就可以用哈气法呼吸。阵痛开始,孕妇先深吸一口气,接着短而有力地哈气,如浅吐 1、2、3、4,接着大大地吐出所有的气,像很费劲地吹东西。孕妇应学习以快速、连续的喘息方式急速呼吸,直到不想用力为止,练习时每次需达 90 s。

（5）第五阶段——用力推

此时宫颈全开，助产师也要求产妇在即将看到婴儿头部时，用力将婴儿娩出。孕妇此时要长长吸一口气，然后憋气，马上用力，下巴前缩，略抬头，用力使肺部的空气压向下腹部，并完全放松骨盆肌肉。需要换气时，保持原有姿势，马上把气呼出，再马上吸满一口气，继续憋气和用力，直到宝宝娩出。当胎头已娩出产道时，准妈妈可使用短促的呼吸来减缓疼痛。每次练习时，至少要持续 60 s 的用力。

● 练习的技巧：

（1）子宫收缩初期：规律地用 4 个"嘻"、1 个"呼"的呼吸方式。

（2）子宫收缩渐渐达到高峰时：以大约 1 秒 1 个"呼"的呼吸方式。

（3）子宫收缩逐渐减弱时：恢复使用 4 个"嘻"、1 个"呼"的呼吸方式。

（4）子宫收缩结束时：做一次胸部呼吸，由鼻子吸气，再由嘴巴吐气。

第二节 产后相关恢复性运动

在整个怀孕过程中，孕妇的肌肉骨骼系统、心血管系统及呼吸系统一直持续地变化。现代医学研究认为，产后应尽早适当活动，早期可被动接受轻柔的推拿手法，再逐渐增加主动运动量。产后运动能防止血液循环障碍，预防肺栓塞，恢复腹部及盆底部肌肉张力；增加乳房血液供应从而促进乳汁分泌，防止乳腺导管阻塞；可以帮助子宫及其他内脏器官的恢复。产后运动能明显改善妊娠期糖尿病患者的预后，对于维持血糖的稳定既有即时效应，又有长期的作用。产后运动通过刺激丘脑下部，调节激素分泌，改善脂肪代谢状况，而且，在运动习惯养成之后，更容易长期坚持，持续控制体质量增长。

一、产褥期运动

产褥期是指从胎盘娩出至产妇全身各器官除乳腺外恢复或接近正常未孕状态所需的一段时期，一般为 6 周。

1. 腹式呼吸运动

产后第一日，由于分娩时体力消耗较大宜尽量卧床，可以先进行腹式呼吸运动。腹式呼吸是有意识的呼吸训练，呼吸的同时需腹壁上下起伏配合运动。正确的呼吸方法也为产后运动的进行打下良好基础。

作用机制：腹式呼吸能扩大膈肌的活动范围，从而增加肺通气量和肺循环，促进血液循环。还能通过降低交感神经系统的兴奋性，使内分泌系统和自主神经系统协调地发挥功能，降低应激水平。

训练方法：均匀深缓而有节律的呼吸，尽量用鼻吸气，吸气时让小腹尽可能地鼓起，吸满气后稍做停顿，然后再缓缓呼气，呼气时小腹尽量收回，肩部不能有明显地抬起。频率为 6—10 次/min，以不感觉憋气为标准，每次持续 15—20 min，每日 3—5 次，见图 5-1。

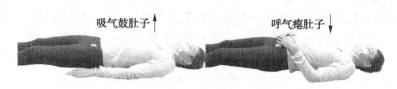

图 5-1　腹式呼吸

2. 卧位体操运动

从产后第 2 日开始,自然分娩的产妇体力恢复到较好,可以在床上进行卧位体操运动和下床活动。剖宫产则需要更长的恢复时间,需酌情选择适当的运动方式,逐渐增加活动量。

3. 胸部运动及作用机制

胸部运动可以增强胸腹部肌肉力量,增加肺活量,避免乳房松弛下垂。

训练方法:平卧,两手臂左右平伸,随着缓慢呼气上举至胸前,两掌相遇,往后伸展至头部,再伴随吸气回到前胸后回原位,重复 5—6 次,见图 5-2,图 5-3。

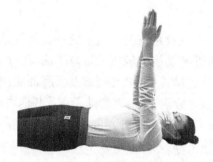

图 5-2　举至胸前

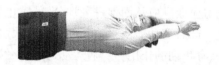

图 5-3　举过头顶

4. 提肛运动及作用机制

自然分娩时可能拉伤甚至撕裂盆底肌,造成产后尿失禁、粪失禁等盆底括约功能障碍。提肛运动促进盆底血液循环,可减轻盆底组织损伤,促进盆底肌肉舒缩功能的康复,促进子宫复旧,防止子宫脱垂和尿失禁等。

训练方法:平卧,收腹提肛时缓缓吸气,如忍大便状屏气,屏气至极后张口呼气,呼气时下落肛门。一提一松伴随一吸一呼为 1 次,每次持续时间约 25 s,连续 30 次,早晚各 1 遍。

5. 抬腿运动及作用机制

抬腿运动可以促进子宫与腹部肌肉收缩,增强腿部肌肉力量。

训练方法:平卧,吸气时将右腿尽量抬高,脚尖下压,膝部不许弯曲,角度可视体能状况渐增;呼气时缓缓放下,再抬高另一腿,做重复动作;最后可双腿并拢,一起抬高,重复 5—6 次,见图 5-4。

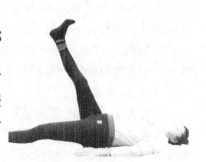

图 5-4　抬腿运动

6. 踝泵运动及作用机制

踝关节的运动起到像泵一样的作用,促进下肢的血液循环和淋巴回流,适用于剖宫产术后。

训练方法:产妇平躺,下肢伸展,大腿放松,缓缓勾起脚尖,尽力使脚尖朝向自己,至最大限度时保持 10 s,然后脚尖缓缓下压,至最大限度时保持 10 s,然后放松,这为一组动作完成。每个小时练习 5 min,一天 5—8 次。见图 5-5,图 5-6。

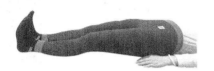

图 5-5　背屈

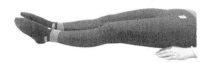

图 5-6　跖屈

二、哺乳期运动

哺乳期包含产褥期。在产褥期之后,产后妇女各项生理功能已经得到基本恢复,可以增加运动量,强化减重成果。运动可以帮助恢复身材,消除怀孕导致的脂肪重新分布及过度堆积,愉悦精神,缓解产后忧郁症状。但产后大出血、产道严重受伤或患心脏病等的产妇,从事产后运动时必须格外小心。此外,孕期激素水平从体内消失大约需要 4—6 周的时间,适度、适当的运动是有益的,但过早的激烈运动容易增加子宫等盆腔脏器脱垂的风险。

1. 有氧运动

有氧运动就是以糖和脂肪的有氧代谢方式提供能量的运动,主要特点是运动强度低,能维持较长时间而无明显的疲劳感。运动时,心率维持在 120—150 次/min。有氧运动有助于加快人体的新陈代谢,增加肝糖原的释放和肌糖原的摄取,提高机体脂肪分解的速度。有氧运动的方式有许多,产后妇女可根据喜好选择快步走、慢跑、脚踏车、运动平板和健美操等运动项目。有氧运动不但能减去脂肪重量,还能减轻哺乳期母亲骨质疏松的程度。而适当的饮食控制结合有氧运动的减肥,并不会给骨质带来不良影响。

2. 瑜伽

瑜伽是女性更易接受的运动项目,它相较于有氧运动更缓和。通过结合腹式呼吸,可吸入大量氧气,促进身体功能的平衡。瑜伽运动是身心统一的运动,使全身的多数肌肉参与到运动当中,使肌肉延展,脂肪消减,新陈代谢调整。卧床、久坐和不运动会降低身体的新陈代谢。瑜伽可通过俯仰、拉伸、扭转等动作使相应的骨骼、肌肉、关节得到锻炼,相应部位以及全身的营养供给和代谢能力得到增强,帮助机体消耗热量,减少脂肪的合成和堆积,控制体质量平衡,降低体内脂肪含量。

3. 普拉提

孕期由于孕激素的分泌,身体各部位尤其是骨盆区域的肌肉、韧带等结缔组织和关节都会出现松弛,同时由于产前往往运动减少,而营养摄入又比较充分,体重增加很多。产后除了减重以尽快恢复体形以外,核心区域的收紧和肌肉张力的恢复也是非常重要的训练目标。产后普拉提运动的益处在于促进子宫及相关生殖器官的早日复原,增强腹部和盆底肌的收缩力,降低腰背痛和压力性尿失禁的风险。

4. 肋呼吸法

肋呼吸法能够协助我们核心向内收缩,是普拉提练习中较为常用的经典的呼吸方法,一般我们在开始普拉提正式练习前,经常会先调整呼吸方式进入横向呼吸模式。初学者,尤其对于腹部较为松弛的人士,可以随时随地单独进行此项呼吸练习。

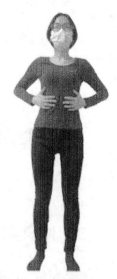

动作:站姿、坐姿或仰卧,双手放在胸腔两侧肋骨旁。吸气时,胸腔扩张,肋骨向两侧横向打开,腹部不要向外鼓起,肩部保持下沉。放松呼气时,肋骨放松向中间收拢下滑,盆底肌向上提起,同时腹部有意识地向内收缩。熟悉呼吸练习后可以随时进行练习,见图5-7。

5. 坐姿夹球

坐姿,两脚分开与髋同宽,将普拉提小球夹在膝盖中间,保持身体中立,骨盆稳定。

动作:吸气,收紧腹部,脊柱延伸,稳定身体;呼气,预先收缩盆底肌,然后收腹并用大腿内侧肌肉力量向内轻轻挤压小球;重复6—8次,见图5-8。

图5-7 肋呼吸法

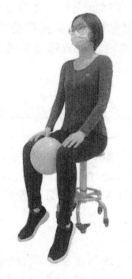

图5-8 坐姿夹球

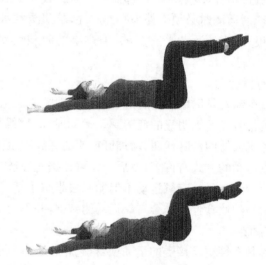

图5-9 仰卧脊椎旋转

6. 仰卧脊椎旋转

仰卧屈膝,双足并拢平放在地上,两臂放在身体两侧,保持脊柱的中立位动作。吸气,两膝盖慢慢下放靠近左侧地板;呼气,盆底肌和腹部收缩,接着运用核心的力量拉动双膝慢慢收回到中间。两侧重复各6—8次,见图5-9。

7. 其他

还有一些运动,如WAFF。WAFF是人体工学气垫,结合有健身、放松和姿势调节三大功能,从身体、心理和情绪三个层面改善人体整体平衡,全方位改善生命质量。WAFF可以帮助缓解关节疼痛,松解挛缩的肌肉,通过姿势调整可以加强腹部力量,让人在舒适的环境中锻炼身体,重新建立肌肉记忆,见图 5-10。

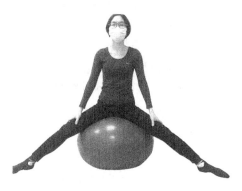

图 5-10 WAFF

第三节 产后盆底功能障碍运动疗法

女性盆底功能障碍(PFD)是指由于盆底支持结构缺陷、损伤及功能障碍造成的疾患,主要包括盆腔脏器脱垂、压力性尿失禁和女性性功能障碍。女性盆底功能障碍的发生原因主要是分娩造成的盆底支持结构损伤。

目前盆底功能障碍非手术治疗的方法主要有低频电刺激联合生物反馈疗法、Kegel运动训练法、盆底康复器等。Kegel 训练虽简单易行,但部分患者无法感受到正确的肌肉收缩,且训练无法对Ⅰ类、Ⅱ类肌纤维进行分类练习,这些均降低了临床治疗效果。盆底康复器虽然简单易操作,但错误的做法容易加重病情,且其对盆底肌定位准确性不如生物反馈及电刺激治疗,治疗效果亦不如后者。而电刺激联合生物反馈疗法会因尿道压力、体重指数、既往手术史、病情发展程度等因素使治疗效果受影响。

近年来的大量研究表明,腹横肌的厚度与肛提肌的肌电图活动之间有显著的相关性,此结果提示可以通过肌肉锻炼增加腹横肌的厚度从而促进盆底肌的电活动,进而达到增强盆底肌肌力的效果。腹横肌、膈肌、盆底肌、多裂肌作为躯干核心稳定肌,它们在躯干的稳定性控制方面发挥重要作用,特别是腹横肌。腹横肌是核心稳定首先要激活的肌肉,由于孕妇腹部呈现"剪刀开口"姿势,腹横肌被过度拉长,且大部分妇女产后以静养为主,运动量明显减少,理论上可能会造成核心肌群的失用性萎缩,肌力、耐力下降,肌肉收缩不协调等功能障碍。腹横肌的收缩能力或激活程度下降,将不能够形成有效的腹内压,导致脊柱稳定性下降,进而出现常见的产后腰背痛、产后腹直肌分离等问题。腹横肌的失活也必定会导致盆底功能的下降。因此,产后针对核心肌群的运动疗法对于盆底功能的恢复也格外重要。产后运动训练不仅能更好地激活核心,使人体的膈肌、盆底肌、腹横肌、多裂肌等核心肌肉处于工作状态。同时也可以使患者主动积极地参与到治疗中来,增加主动训练的乐趣,减少哺乳期因疼痛予以药物治疗带来的副作用,还能够进一步改变孕后身体姿态,提高治疗的有效性。

一、悬吊训练

1. 定义

悬吊训练是运用悬吊训练装置结合神经肌肉激活技术、骨关节活动度训练、肌力训练等,进行主动、被动或助力治疗和康复训练的一种物理治疗方法。通过悬吊设备,使人体排除重力的影响后,在不稳定的状态下进行主动训练,通过促进人体躯干核心肌肉收缩而产生训练效果,从而达到持久改善肌肉、骨骼疾病的目的。

2. 特点

与传统治疗相比较,悬吊训练提供了一个相对不稳定的平台系统,通过强化本体感觉系统信号输入大脑皮质和神经系统的编码作用,提高平衡能力,能更好地激活核心,纠正包括盆底肌在内的核心肌群的异常神经肌肉控制模式,促进盆底肌快速高效地募集,恢复盆底肌功能,维持盆底解剖结构的稳定性。

3. 具体训练方法

(1)仰卧位训练法

①起始姿势:平躺,双手自然放于体侧,非弹力绳悬吊于小腿近端,双腿屈曲 90°,双上肢自然放于身体两侧。

②动作指导:双腿伸直,提臀收腹将骨盆抬离床面,保持身体在一条直线上,双上肢、头部、肩胛骨紧贴于床面。

③难度增加:单腿悬吊,悬吊带逐渐向远端踝关节方向移动,双侧髋关节外展,见图 5-11,图 5-12,图 5-13,图 5-14。

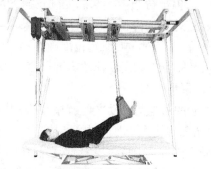

图 5-11 起始姿势

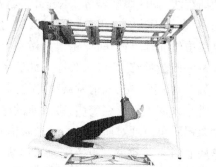

图 5-12 臀桥

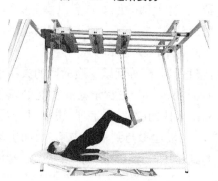

图 5-13 分腿悬吊

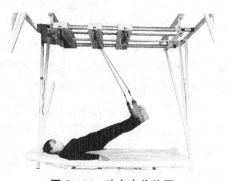

图 5-14 动态内收外展

（2）侧卧位训练法

①起始姿势:侧卧位,用非弹力绳悬吊于双膝处。

②动作指导:双腿伸直收腹提臀将骨盆抬离床面,身体在一条直线上,髋关节与床面成45°。

③难度增加:悬吊带逐渐向远端踝关节方向移动,单腿悬吊,在此基础上做外展内收动作(对于难以完成者,可用弹力绳悬吊骨盆加以辅助),见图5-15,图5-16,图5-17,图5-18。

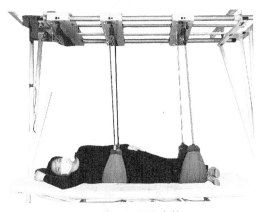

图5-15　起始姿势

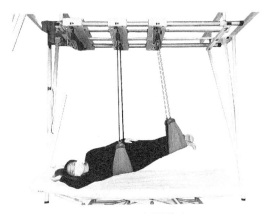

图5-16　提臀收腹

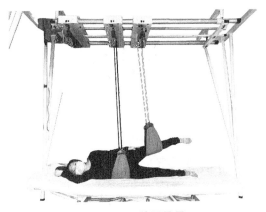

图5-17　单腿悬吊

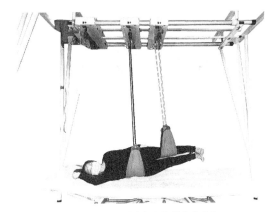

图5-18　下侧腿内收(动态)

（3）俯卧位训练法

①起始姿势:俯卧位,非弹力绳悬吊于小腿近端,双腿伸直并拢,腹部用弹力绳悬吊。

②动作指导:双肘与上肢成90°支撑,收腹提臀使身体整个抬离床面,保持身体在一条直线上。

③难度增加:悬吊带逐渐向远端踝关节方向移动,单腿悬吊,在此基础上做外展内收动作,见图5-19,图5-20,图5-21,图5-22,图5-23,图5-24。

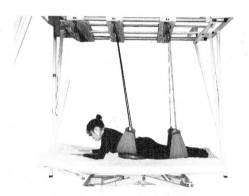

图 5 - 19　起始姿势

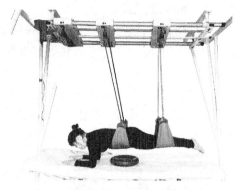

图 5 - 20　平板支撑

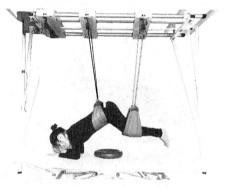

图 5 - 21　屈髋屈膝收腹

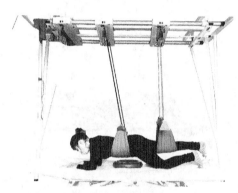

图 5 - 22　单腿悬吊

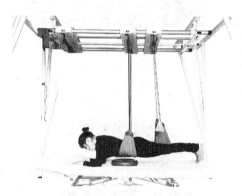

图 5 - 23　单腿平板支撑

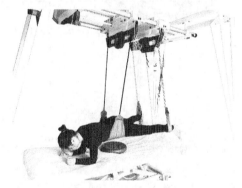

图 5 - 24　双腿内收外展

每个动作以维持 2 min、休息 1 min 为 1 组;每天 10 组,每周 3 次,共 15 次为一个疗程。

二、医疗体操

1. 定义

在经过正确的指导后,患者可以不受时间和空间的限制自行进行医疗体操锻炼,它是医疗体育的重要内容之一。

2. 特点

产妇可在产后尽早地进行恢复锻炼,从而更好地预防盆底功能障碍,也可在医院康复治疗后积极锻炼,维持和增强盆底肌肌肉功能,从而更好地预防和治疗产后盆底功能障碍。

3. 具体训练方法

(1) 热身运动:略。

(2) 腹式呼吸:产妇处于舒适放松的体位,如仰卧位、半卧位、前倾依靠体位等,腹部放松,经鼻缓慢地深吸气,隆起腹部;呼气时缩唇将气体慢吹出,同时收缩腹肌,促进横膈上抬。吸气与呼气的时间比约为 1:1,每组 10 次,每次 3—6 组,要注重质量而不是数量,见图 5-25。

图 5-25　腹式呼吸

(3) 巴氏球上桥式:仰卧位,双足置于巴氏球上,臀部用力抬离床面并保持平衡,维持 5—10 s 后慢慢放下,每组 5 个,每次 1 组,见图 5-26,图 5-27。

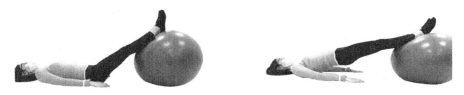

图 5-26　起始位　　　　　　　　　　图 5-27　臀桥

(4) 巴氏球上骨盆旋转:在巴氏球桥式基础上练习骨盆左右侧倾运动,期间保持双膝伸直,左右侧各做 5 个,见图 5-28。

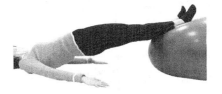

图 5-28　骨盆旋转

(5) 夹球抬臀:仰卧位,屈髋屈膝,双足置于床面上,双膝夹紧球,臀部用力抬离床面,保持 5 s 后慢慢放下,每组 15 个,每次 2 组,见图 5-29,图 5-30。

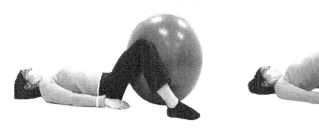

图 5-29　起始位　　　　　　　　　　图 5-30　夹球抬臀

（6）屈髋屈膝卷腹：仰卧位，屈髋屈膝 90°，双肘伸直，将肩膀抬离床面的同时缓慢地上下摆动前臂，直至腹肌有酸痛感即可，见图 5-31。

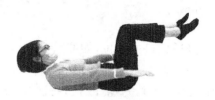

图 5-31　屈髋屈膝卷腹

（7）侧桥：侧卧位，屈肘 90°，支撑在床面上，抬起臀部，使下方的足、髋、肩保持在同一平面上并维持 5 s 后慢慢放下，每组 20 个，左右各 1 组，见图 5-32，图 5-33。

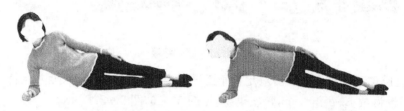

图 5-32　起始位　　　　　　　　图 5-33　侧桥

（8）两点跪撑：四点跪位，同时抬起一侧手臂和对侧下肢，保持躯干稳定而无扭转及弯曲，维持 1 min 后缓慢恢复四点跪位，再换对侧手臂和下肢同样维持 1 min，每组 2 次，见图 5-34，图 5-35。

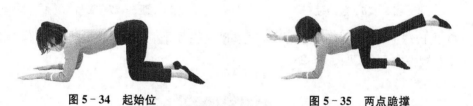

图 5-34　起始位　　　　　　　　图 5-35　两点跪撑

（9）放松运动：猫式运动吸气，抬起臀部向前推动，使大腿与地面垂直，胸部着地，肩膀展开，舒展腰背部肌肉，颈部放松，保持顺畅的呼吸，见图 5-36。

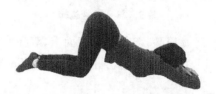

图 5-36　放松运动

第四节　产后腹直肌分离运动疗法

一、腹直肌分离定义及原因

腹直肌位于腹前壁正中线两侧,肌腹向后逐渐加宽,至腹中部最宽,被包埋于腹直肌鞘内,为上宽下窄的带状多腹肌,可使脊柱前屈、脊柱侧屈、骨盆后倾,此外,还有维持腹压及协助呼吸、排便、分娩等作用。左右腹直肌内侧以腹白线相隔,妊娠时,尤其是到了妊娠的中晚期,逐渐增大的子宫会使腹壁扩张延伸,两侧的腹直肌会从腹白线的位置向两侧分离。正常情况下,生产后,腹壁会逐渐恢复,腹直肌会再向中线靠拢,通常半年到一年回到原先位置。但如果遇到腹壁本身薄弱或者双胞胎、胎儿过大、羊水过多、多次生产等情况,产后 42 天腹直肌分离仍然大于 2 cm,称为产后腹直肌分离症。

腹直肌分离是妊娠期及产后非常常见的并发症之一,在孕 14 周左右即可出现,逐渐加重直至分娩。在产后妇女中,腹直肌分离发生率为 30%—70%。若不对其采取干预措施,至产后 6—8 周,仍有 30% 女性的腹直肌不能复原。

一旦发生腹直肌分离,则腹壁松弛,腹白线拉伸并变得薄弱,腹直肌松垮,腹直肌间距离增大,严重者可导致腹壁疝的形成。腹直肌分离的产妇难以恢复孕前的身材,形体的改变增加了其日常生活的困扰。腹部肌群逐渐弱化,腰椎和骨盆的稳定性就下降,损伤的可能性也随之增加,导致临床上很多产妇因腰背酸痛、尿失禁、便秘等就医,或因体态不满意寻求帮助。产生腹直肌分离的因素主要有生理因素、缺乏运动、妊娠、腹部手术、饮食原因等,但孕期体重增长值以及产妇 BMI 指数与腹直肌分离是否相关尚存在争议。

二、腹直肌分离的诊断

临床上常见的测量方式为腹部触诊法,包括手测法、尺测法。另外还可以借助 B 超精准测量。

1. 腹部触诊手测法

腹直肌分离距离测量常采用腹部触诊法,检查患者治疗前、后脐部腹直肌分离距离。腹部触诊法测量腹直肌分离距离的具体步骤为:

(1)患者取仰卧位,双膝弯曲约 90°,脚掌平放(脚跟与坐骨对齐),全身放松,检查医师将单手手指置于患者肚脐位置。

(2)患者进行腹式呼吸,在呼气的同时将头和肩慢慢抬离床面(腹壁肌肉收缩),检查医师手指轻轻下压,检查是否有腹直肌分离,并根据可插入的手指数目测量腹直肌分离距离。

2. 尺测法

检查步骤同前,检查者在分离的间隙插入手指找到分离的腹直肌内侧边缘,以软皮尺或游标卡尺测量腹直肌分离的数值。

3. 超声检查

因腹部触诊法是使用手指测量腹直肌分离距离,受腹壁脂肪厚度及腹壁疤痕等影响,精确度较差。在国外,超声测量已用于腹直肌分离评估,可以更准确地测量到腹直肌的内侧缘,并显示分离距离的具体数值,可靠度高,故超声测量可作为腹直肌分离距离测量的"金标准",对治疗前、后的疗效评估和比较也非常有价值。

但超声测量受视野局限,多适用于检测距离小于 3.0 cm 的腹直肌分离,且需一定费用及专业人员操作。

三、腹直肌分离的治疗

妊娠和分娩对妇女的腹部及盆底肌肉、神经、筋膜、韧带、血管等都会带来不同程度的损伤,部分损伤可自行恢复,但一般无法恢复至孕前水平。导致盆、腹腔脏器移位及腹壁疝的严重的腹直肌分离需要医学干预及康复治疗。目前腹直肌分离的治疗主要有手术和非手术治疗,手术治疗主要是腹壁整形手术,非手术治疗以物理因子、手法和运动治疗为主。

1. 手术治疗

产后 1—2 年经康复治疗仍不能恢复的应该考虑进行手术治疗。手术是将腹白线修补、缝合、缩窄,使分离的腹直肌重新靠拢和(或)连接。手术方式主要分为开放手术和腹腔镜手术两种。

(1) 手术指征:腹直肌分离缺损大于 5 cm,可疑腹直肌鞘结缔组织断裂;伴有较为严重的腰背痛;伴有腹壁外观问题,如腹壁疝等。

(2) 手术方法

①腹壁整复术:通过手术恢复腹壁肌肉和皮肤的紧张度以保持腹部外形的手术。手术将分离的腹直肌重新缝合复位,并祛除过多的皮肤组织以达到腹壁重新塑形美观的目的。适用于分离程度 3—5 cm,伴有腹壁外观形态问题。

②腹壁组织分离技术＋补片修补术:手术将腹直肌与两侧的腹外斜肌、腹内斜肌、腹横肌做选择性分离,并于腹壁肌肉表面或者其深面运用人工合成补片进行加强修补,祛除过多的皮肤组织以达到腹壁重新塑形美观的目的。适用于分离程度大于 5 cm,伴有腹壁外观问题。

③腹腔镜腹白线缝合术(微创):在腹腔镜下将分离的腹直肌重新缝合复位。适用于分离程度 3—5 cm,伴有腰背痛,但外观形态变化不明显者。

④腹腔镜下组织分离技术＋防粘连补片修补术:在腹腔镜下将腹直肌与两侧的腹外斜肌、腹内斜肌、腹横肌做选择性分离;于腹腔内(IPOM)运用防粘连补片进行加强修补。适用于分离程度大于 5 cm,伴有腰背痛,但外观形态变化不明显者。

2. 非手术治疗

(1) 仿生物低频电刺激:采用低频电刺激对患者进行神经肌肉电刺激治疗,具体治疗方法为:患者取仰卧位,将 6—8 片电极片分别粘贴于患者腹部两侧的腹外斜肌、腹内斜肌、腹直肌、腹横肌的肌腹或体表投影处,通过电极线接通 A1、A2、B1、B2 共 4 个电刺激通道,连接到电刺激治疗仪,选择"腹直肌分离"程序,设置电刺激频率及脉宽参数为 30 Hz/200 s、75 Hz/400 s、4 Hz/300 s、3 Hz/150 s,持续治疗时间分别为 8 s、7 s、11 s、5 s。根据患者感受,调节电流强度,电流强度指标:第一,引起肌肉震颤,使肌肉收缩;第二,患者感到舒适的麻刺感,但不引起疼痛;第三,需达到患者能够耐受的最大水平,以保证疗效。疗程 30 min/次,2 次/周,共计治疗 6 次。

(2) 医疗体操:可以改善心肺功能,养成良好的呼吸模式,改善骨盆前倾,稳定髋关节,激发核心机能,强化核心肌群,增加腹肌、盆底肌、膈肌、臀肌等的力量。运动前需做好热身准备,调整呼吸,集中注意力;运动后需做好放松整理,及时拉伸。

①腹式呼吸:取舒适放松的体位,如仰卧位、半卧位、前倾依靠体位等,腹部放松,经鼻缓慢地深吸气,隆起腹部;呼气时缩唇将气体缓慢吹出,同时收缩腹肌,促进横膈上抬。吸气与呼气的时间比约为 1:1,每组 10 次,每次 3—6 组,要注重质量而不是数量,见图 5-37,图 5-38。

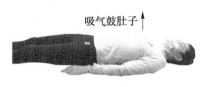
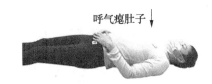

图 5-37　吸气　　　　　　　　　　　图 5-38　呼气

注意事项:训练环境应安静,避免受到过多干扰;教会患者放松,特别是吸气辅助肌的放松;避免憋气和过分减慢呼吸频率,以免诱发呼吸性酸中毒;逐步增加运动量,量力而行,以不引起明显疲劳感为度,否则可能诱发或加重肺部疾病的发作。

②臀桥:正常均匀呼吸,屈膝,仰卧在地上,双脚间距略大于肩宽,略向两侧分开,双臂向两侧分开放在地面上,见图 5-39。臀部向上发力,以肩和上背为一个支点,双脚为另一个支点,将臀部向上顶起,中下背和大腿也顺带着向上抬起,直到整个躯干从肩部到膝盖基本处在一条直线上,并与小腿大致垂直。整个过程中双脚、肩和上背、双臂均保持静止,小腿也不可主动移动,见图 5-40。然后臀部用力,缓慢而有控制地还原。一组 10 s,每组 15 个,每次 3 组。

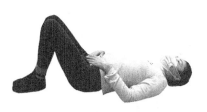
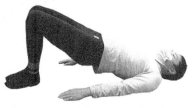

图 5-39　起始位　　　　　　　　　　图 5-40　臀桥

先从自重臀桥起步,掌握动作后过渡到单腿自重臀桥。单腿自重臀桥要点有:一条腿始终向上抬起,膝盖微屈,大腿与地面基本平行,其他与自重臀桥相同。其负荷比自重臀桥大,也可纠正两侧力量不平衡。

注意事项:臀部发力,手臂和上背不要下压借力。躯干上抬时以臀部为着力点和上移的中心,而不是中下背部。肩和上背作为同一个支点提供稳固支撑,不要追求将上背抬起,那样很容易损伤肩部和颈椎。

③直腿抬高:正常均匀呼吸,仰卧位,患侧下肢尽可能伸直,放于床上,脚尖指向鼻尖,收缩股四头肌,绷紧整个下肢。直腿抬起,维持与床面呈90°,坚持10 s,然后缓慢放下下肢于床上。一组15个,每次3组,见图5-41。

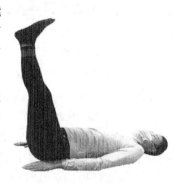

图5-41 直腿抬高

注意事项:在这个动作过程中,应该是大腿前侧比较酸痛,如果训练后,感觉髋关节和大腿外侧比较酸,那么就需要在做这个动作之前先做肌肉的激活。

肌肉激活的动作详解如下:动作要领同上,但在最高点保持时间长一些,会感觉到肌肉酸痛感慢慢从髋关节转移到大腿外侧,再到大腿前侧。当大腿前侧酸痛感比较强时,慢慢放下来。然后再次抬起,去感受酸痛位置的变化。这个激活动作可以做3—5次,这时会发现抬腿后只有大腿前侧有感觉,再去锻炼,就会很好地锻炼到大腿前侧肌肉了。

④侧卧提臀:正常均匀呼吸,侧卧,左小臂落地握拳,双膝弯曲,吸气时提骨盆向上,呼气时向下,反复交替。换侧同此。每组15个,每次3组,见图5-42,图5-43。

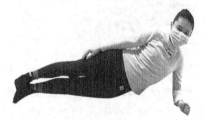

图5-42 起始位

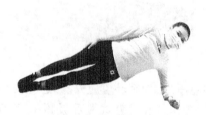

图5-43 侧卧提臀

⑤空中倒踩自行车:正常均匀呼吸,平躺在床上,双臂自然伸直放在身体两侧,保持身体的平衡,将双腿抬高大约15 cm,然后匀速做倒踩自行车的动作。每次100个,见图5-44。

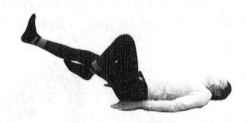

图5-44 倒踩自行车

注意事项:动作不要太快,重在标准,可以循序渐进,逐渐增加次数。完成脚踏车动作后,需要放松一下缓解肌肉酸痛,如将腿抬高与身体呈90°,保持60 s,然后下床做一些腿部拉伸练习。

(3)悬吊训练:这是运用悬吊装置结合神经肌肉激活技术、骨关节活动度训练、肌力训练等,进行主动、被动或助力治疗和康复训练的一种物理治疗方法。传统的抗阻训练往往偏重于对人体大肌肉群的力量训练,而人体的深层肌群尤其是深层小肌群得不到有效地训练。而悬吊训练可以有效地对人体核心区力量进行训练,从而达到提高人体动作稳定性、神经肌肉控制能力、不同力量类型训练效果及预防运动损伤等目的。

治疗产后腹直肌分离的具体操作方法:

①仰卧位训练法:见本章第三节相关内容。

②侧卧位训练法:见本章第三节相关内容。

③俯卧位训练法:见本章第三节相关内容。

④坐位训练法:

起始动作:患者坐于床头,头部伏于前臂并置于宽带之上,用弹性悬吊绳固定。

动作指导:前臂向下压宽带,脊柱屈曲,使腹肌收缩,在此基础上也可做脊柱旋转。见图 5-45,图 5-46。每个动作以维持 2 min、休息 1 min 为 1 组,每天 10 组,每周 3 次,共 15 次为一个疗程。

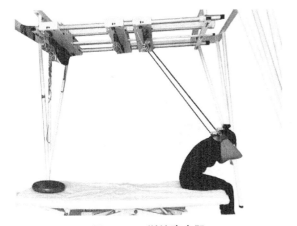
图 5-45　训练腹直肌

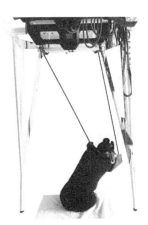
图 5-46　训练腹内外斜肌

第五节　产后疼痛运动疗法

一、产后肩颈痛运动疗法

妇女妊娠期由于激素水平增加,会导致全身各关节、韧带变得松弛,给关节造成一定的损伤,加之孕期、哺乳期需为胎儿、婴儿提供大量的钙质,容易导致妇女钙质流失,引起关节或脊椎骨质疏松。此外,妇女产后机体还未完全康复时就需要负担哺乳及照顾婴儿,长期低头哺乳、换尿布或怀抱婴儿等行为均会加重肩颈负担,导致肩颈功能下降,从而引起肩颈部酸疼及活动受限,严重影响妇女产后生活质量。

1. 悬吊训练

采用神经反射刺激及稳定肌两种训练方式。用悬吊装置固定身体,取仰卧位,中分带悬吊头部,头部高度与身体水平,固定好身体后分别进行旋转、侧屈及屈曲旋转运动,每个动作维持 3 s,每组 5 次。每次 15 min,每天 2 次,4 周为 1 个疗程。训练期间要求保持身体稳定。

具体练习方法如下:

(1) 仰卧位训练法

①起始姿势:患者取仰卧位,中分带非弹力绳固定支撑头部,膝关节下放一滚筒,髋部、肩部用弹性悬吊绳悬吊辅助。

②动作指导:髋关节及整个身体伸直,将头部向后向下压,让上半身离开床面,在此状态下做颈部的侧屈、左右旋转动作,以及尽力向后看,做颈部后伸练习;下巴尽量靠近胸前,做颈部前屈练习,见图 5 - 47,图 5 - 48,图 5 - 49,图 5 - 50,图 5 - 51。

③难度增加:可将头部非弹力绳换成弹力绳悬吊。

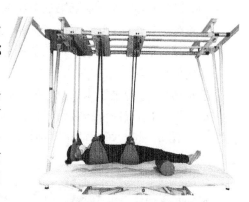

图 5 - 47　起始姿势

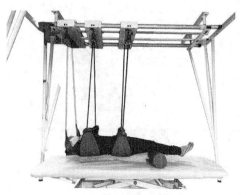

图 5 - 48　颈部侧屈

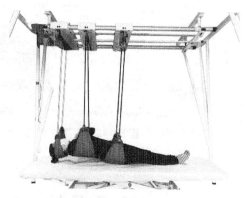

图 5 - 49　颈部后伸

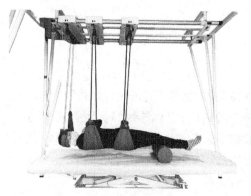

图 5 - 50　颈部旋转

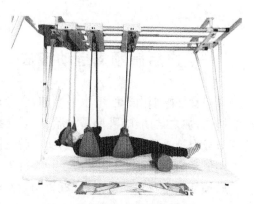

图 5 - 51　颈部前屈

（2）俯卧位训练法

①起始姿势：俯卧位，中分带弹力绳固定支撑头部，踝关节下放一滚筒。

②动作指导：降低头部治疗床的高度使头的重量完全由中分带支撑，嘱患者缓慢向下压头部，做颈部前屈动作，见图5-52。

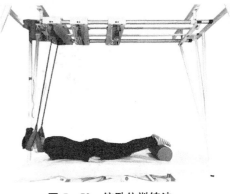

图5-52　俯卧位训练法

2. 颈椎康复操

患者取站立位，自然张开双足，头摆正于中立位，挺胸，双肩微后收，躯体保持准备姿势。分别进行如下运动：

（1）头部运动：包括低头、后仰、左侧摆、右侧摆运动，每个动作连续进行6—8次，训练时间为2—3 min。

（2）肩部运动：尽量上提双肩，往后进行旋转运动，反复进行，每次训练时间为1—2 min。

（3）抗阻头部运动：将双手扣于头顶并施加一定力量对抗负荷，缓慢后仰，将双手向前扳，使肌肉处于发力状态，训练时间为2—3 min。

（4）转体运动：双肘屈曲平举于体侧，分别进行掌下压、双手相扣、腰部左右转体练习，反复进行，每次训练5 min，见图5-53，图5-54。

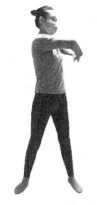　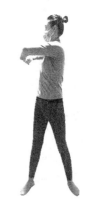

图5-53　转体运动　　　　　　　**图5-54　转体运动**

（5）头部绕环运动：躯体保持准备姿势，按逆时针或顺时针方向行环绕运动。训练时放松全身肌肉，每次训练2 min。

上述项目训练时要求在专业治疗师指导下进行主动运动，30次为1个疗程，持续治疗6个月。

3. 颈部肌肉的拉伸

（1）斜方肌的拉伸：用手牵引头部试图将耳朵靠向肩膀，另一侧手置于背部或将肩部放低以增加强度，见图5-55。

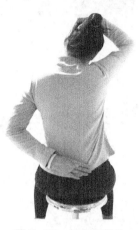

图 5-55　斜方肌拉伸

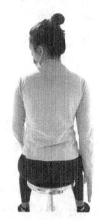

图 5-56　肩胛提肌拉伸

（2）肩胛提肌的拉伸：转动脖子至少 45°，试着用下巴触及胸部。这个动作会在拉伸中产生肌肉张力，拉伸一侧后要拉伸另外一侧，见图 5-56。

（3）胸锁乳突肌的拉伸：伸展颈部，将脸移向与手相反那侧，同时手按在胸部保持压力，见图 5-57。

（4）头夹肌和颈夹肌的拉伸：伸展颈部，目光上抬。将头部移向一边，尽量用拉伸那侧的眼睛看向天花板，见图 5-58。

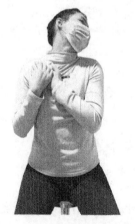

图 5-57　胸锁乳突肌拉伸

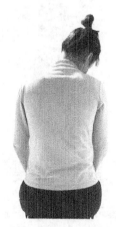

图 5-58　头夹肌、颈夹肌拉伸

（5）胸部肌肉的拉伸

①胸小肌的拉伸：挺胸收腹，保持腰背挺直；双手需抬起至与地面平行，手臂打开时带动胸部打开，屈肘和直臂交替进行，见图 5-59，图 5-60。

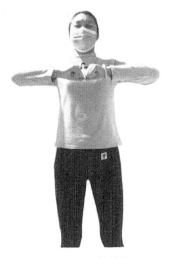
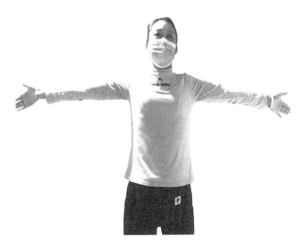

图 5‑59　起始位　　　　　　　　　　图 5‑60　拉伸胸小肌

②斜方肌的拉伸：站姿，双手一上一下置于背后，手心相对，手指交叉，保持肘部伸直，抬头面向前，慢慢向上抬高手臂，在拉伸时注意保持挺胸和身体直立，见图 5‑61。

③胸大肌的拉伸：双脚站立，保持一侧手臂的前臂放于固定物上，然后身体重心缓慢向前压，以拉伸胸部肌肉，保持这个动作 15 s，然后再换另一侧，见图 5‑62，图 5‑63。

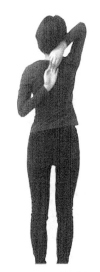
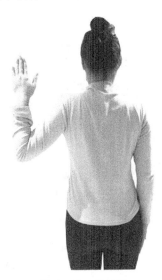
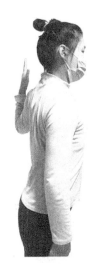

图 5‑61　双手背后交叉拉伸　　　　图 5‑62　起始位　　　　　　图 5‑63　拉伸胸大肌

二、产后腰背痛运动疗法

妊娠期间，由于胎儿和子宫体积不断增大，人体生物力学改变，导致腹背部肌群肌力不平衡，破坏了脊柱和骨盆的稳定性；分娩过程中分泌的松弛素导致韧带松弛，腹部肌群的强力收缩增加耻骨联合和骶髂关节的运动幅度；分娩后松弛素不再分泌，韧带再次绷紧。此过程易导致耻骨联合和骶髂关节不能自然复位，进而造成腰椎和骶髂关节的半脱位,引起腰骶部疼痛和功能障碍。产后腰痛是产妇分娩后一种较为常见的病理状态,以腰部和骶髂关节周围疼痛以及功能障碍为主要临床表现,疼痛反复发作或者持续存在。

1. 悬吊训练

(1) 仰卧位训练法

①起始姿势:仰卧位,非弹力绳悬吊于小腿近端,双腿伸直并拢。

②动作指导:收腹提臀使身体整个抬离床面,保持身体在一条直线上。

③难度增加:悬吊带逐渐向远端踝关节方向移动,悬吊下肢向下压悬吊带,同时另一侧下肢及骨盆抬高并维持骨盆中立位,双腿交替训练(腰部弹性悬吊支持带的减重作用据患者情况使用),见本章第三节图5-11至图5-14。

(2) 俯卧位训练法

①起始姿势:俯卧位,非弹力绳悬吊于小腿近端,双腿伸直并拢。

②动作指导:患者应维持在腰椎生理前凸消失的位置(即腰椎处于中立位),然后双下肢做主动屈髋屈膝动作,见图5-64。

③难度增加:悬吊带逐渐向远端踝关节方向移动。

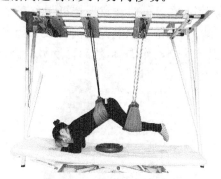

图5-64 屈髋屈膝收腹

(3) 侧卧位训练法

①起始姿势:侧卧位,非弹力绳悬吊于小腿近端。

②动作指导:一侧髋关节维持轻度后伸位,另一侧下肢放松,悬吊下肢向下压膝关节处的悬吊带,同时骨盆抬起,保持10 s,左、右腿交替训练,见图5-65,图5-66。

③难度增加:悬吊带逐渐向远端踝关节方向移动。

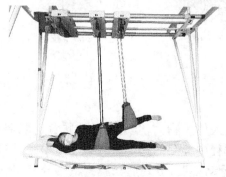

图5-65 单腿悬吊

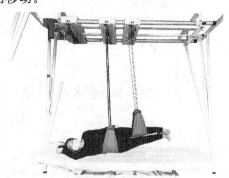

图5-66 下侧腿内收

每个动作以维持 2 min、休息 1 min 为 1 组，每天 10 组，每周 3 次，共 15 次。

2. 拉伸训练

(1) 拉伸梨状肌：患者仰卧，双手用力将健侧腿拉向身体，使患侧腿尽可能靠近胸部，感受梨状肌的拉伸，下腰部紧贴地面，保持 15 s 左右，见图 5 - 67。

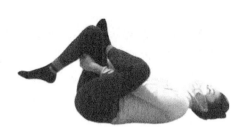

图 5 - 67　拉伸梨状肌

(2) 拉伸髂腰肌：跪姿，对侧腿弓步，上半身直立，身体可以向同侧侧屈、向对侧旋转，保持 15 s，见图 5 - 68。

(3) 拉伸腘绳肌：坐立位，腿尽可能伸直，上半身尽量向前弯腰，见图 5 - 69。

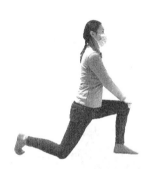

图 5 - 68　拉伸髂腰肌

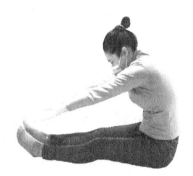

图 5 - 69　拉伸腘绳肌

(4) 拉伸腰方肌：坐位，右脚踝外侧置于左腿膝盖上方的位置，右膝固定，右手放于左肩上，缓慢侧屈上身，见图 5 - 70。

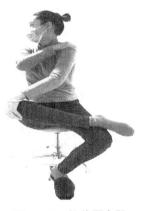

图 5 - 70　拉伸腰方肌

三、梨状肌疼痛综合征运动疗法

梨状肌疼痛综合征是一种产后常见疾病,是外周型坐骨神经痛的主要病因。孕期梨状肌负荷逐渐增加,持续保持外旋外展状态的梨状肌易出现损伤,当梨状肌受损出现炎症、肿胀、充血等,压迫坐骨神经出现周围神经卡他性疾病。主要临床表现包括疼痛、臀部肿物、活动受限,可导致畸形的并发症。

1. 临床检查

(1) 臀部压痛明显或伴有肌萎缩。

(2) 梨状肌呈现条索状。

(3) 直腿抬高60°之前为阳性,超过60°症状减轻或消失。

(4) 梨状肌紧张试验为阳性。患者取仰卧位,患肢伸直,做内旋内收动作,如坐骨神经有放射性疼痛,再迅速将患肢外展外旋,疼痛随即缓解。

2. 治疗

梨状肌疼痛综合征主要治疗方法有手法治疗、局部封闭、针灸、理疗、中草药治疗等。目前主要通过物理疗法结合运动康复,一般预后尚可。

(1) 盆底减压操

①仰卧位,腹式呼吸,在呼气末锁住膈肌,头部尽量抬高,大腿弯曲与床面垂直,两腿稍微分开平行放置,双手放在大腿前部靠近膝盖处,腿与手对抗用力,坚持10—20 s放松,见图5-71。

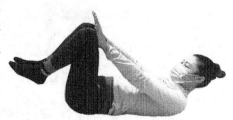

图 5-71 膝上方抗阻

②仰卧位,腹式呼吸,在呼气末锁住膈肌,头部尽量抬高,大腿弯曲与床面垂直,两腿稍微分开平行放置,双手放在膝盖内侧、腿与手对抗用力,坚持10—20 s放松,见图5-72。

③仰卧位,腹式呼吸,在呼气末锁住膈肌,头部尽量抬高,大腿弯曲与床面垂直,两腿稍微分开平行放置,双手交叉放在大腿外侧,腿与手对抗用力,坚持10—20 s放松,见图5-73。

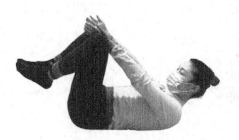

图 5-72 膝内侧抗阻

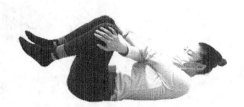

图 5-73 膝外侧抗阻

(2) 臀中肌肌力训练:患者取侧卧位,将双腿伸直,向上方尽可能抬起。臀部发力,动作不宜过快,避免髋关节旋转,见图5-74。

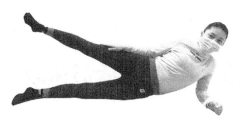

图 5 - 74 臀中肌训练

（3）拉伸

①梨状肌拉伸：患者仰卧，双手用力将健侧腿拉向身体，使患侧腿尽可能靠近胸部，感受梨状肌的拉伸，下腰部紧贴地面，保持 15 s 左右，见图 5 - 75。

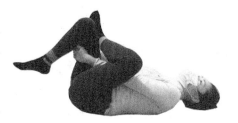

图 5 - 75 梨状肌拉伸

②内收肌拉伸：患者取坐位，双足相对，上身保持直立，双手放在膝关节内侧，向下发力，感受内收肌被牵伸，保持 15 s 左右，见图 5 - 76，图 5 - 77。

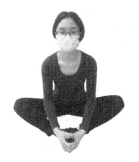

图 5 - 76 起始位

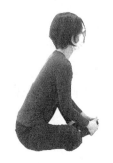

图 5 - 77 内收肌拉伸

（4）日常生活行为管理：患者出现疼痛等各种临床症状，与长期肌肉张力改变及神经信号传导、调节密不可分。因此，保持良好的日常生活习惯与科学合理的运动方式、注意日常生活行为管理是预防损伤的重要方法。

①避免长时间久坐与跪坐姿势。

②运动后充分拉伸臀部及大腿后侧肌肉。

③运动应循序渐进，避免过度牵拉。

第六章　产后形体康复

　　形体即身体的体态,是指人通过先天遗传变异和后天发育等获得的在身体形态上呈现出的相对稳定的特征。

　　妊娠使女性身体发生巨大的生物力学变化,称为生物力学紊乱。随着孕期胎儿生长发育,为了适应这种改变,肌肉、骨骼、韧带等均相应发生变化。妊娠期腹肌肌力下降使收缩效能降低,重力轴前移使骨盆稳定性下降,韧带稳定性下降,关节活动度增大,腰骶关节和骶髂关节负荷增加,导致妊娠期下腰痛发生率增加,有研究表明约 67.3% 的孕妇在妊娠中晚期发生下腰痛,是影响其妊娠晚期生活质量的主要因素,而产后持续下腰疼的女性比例仍可达到 50%。孕期各种激素变化使脂肪重新分布,主要堆积在腹部、臀部以及腿部。胎儿生长发育需要大量的营养供应,因此孕妇在孕期对营养物质的摄入非常重视,由于科学的营养知识欠缺,我国约有半数的孕产妇出现营养过剩,并且孕期及产后缺乏适当运动,导致体重增长速度过快,据报道,我国有 87.13% 的产妇可诊断为产后肥胖。肥胖不仅仅影响形体的美感,有研究表明女性体重超重及肥胖为高代谢综合征、心血管疾病发生的独立危险因素。因此在产后采取科学合理的康复干预与指导,促进产后形体的恢复就显得尤为重要。

第一节　产后常见形体问题

一、形成原因

　　除了遗传因素外,不良习惯、过大的负荷、神经控制不良、错误的运动模式、韧带松弛、肌肉无力等因素均能造成形体问题。

二、产后常见形体问题

　　(1) 斜颈。

　　(2) 高低肩。

　　(3) 上交叉综合征:俗称驼背,也就是所谓的圆肩驼背。由于身体的前后力量不均衡,胸部的力量远远大于背部,从而使整个背部被过于紧张的胸肌拉到了前面,加上姿势不良,造成了上交叉综合征。

(4) 脊柱侧弯。

(5) 长短腿。

(6) 足部问题(高、低弓足,足内外翻,尖足等)。

三、治疗目标

1. 减脂治疗

局部减脂:中、下腹部,双侧腰部,背部,左、右肩部,骶部,双侧腿部,双侧臀部。

2. 腹部动力学和体型恢复

腹部动力学损伤恢复:腹直肌分离,腹部肌肉松弛。

体型恢复:肌肉加强、紧肤、美肤等,如双乳下垂、蝴蝶袖、妊娠纹等。

3. 改善循环

促进血液循环的改善,治疗由淋巴和静脉循环障碍引起的各种疾病,促进滞留于人体组织间隙的淋巴液回流。

4. 核心肌群功能康复

腹横肌、膈肌、盆底肌、多裂肌、腹内外斜肌、竖脊肌等为人体的核心肌群,妊娠过程中均会受到一定的影响甚至损伤,通过各种物理方法、运动疗法等使受损的核心肌群的功能得以恢复。

四、形体治疗禁忌证

(1) 产后恶露未干净或月经期。

(2) 装有心脏起搏器者或神经调控等脉冲电刺激设备者。

(3) 手术疤痕裂开及活动性出血。

(4) 活动性感染。

(5) 恶性肿瘤区域。

(6) 精神及神经系统疾病,如阿尔茨海默综合征、不稳定癫痫发作。

(7) 肌肉完全去神经化(不反应)。

(8) 骨结核、肿瘤、骨折未愈合、关节脱位等。

(9) 严重心脑肾疾病。

第二节　形体康复

一、适应对象

1. 肥胖

(1) 诊断标准：通常用 BMI 表示，BMI＞23，腹壁脂肪局部厚度＞2 cm（消瘦：BMI＜18.5，正常：18.5—22.9 ，超重：BMI＞23 cm。正常腹部脂肪厚度≤2 cm）。

(2) 分类

①水肿性：散开，触摸时感觉柔软，不用钳夹橘皮即轻微可见，皮肤不平，有脚重的感觉。通常由于血液循环不好或长期坐姿引起。

②食源性或松弛性（脂肪过剩）：松软，钳夹时没有疼痛感，主要分布在腰臀部和大腿两侧。主要是由于饮食过度和缺乏体育锻炼。

③纤维性：硬，呈轻微紫色，触摸时感觉凉，在指间易移动，表面不平，橘皮可见，钳夹时有疼痛感。

2. 有明显的骨性结构对称性问题、出现产后肌肉疼痛或者身体不平衡

二、发病原因

1. 肥胖体质学说

遗传因素：一些易胖体质以及父母肥胖者，肥胖的概率会增加。

2. 孕前及孕期体重增加

孕期与孕前过度增重是女性人群产后超重肥胖的主要原因。由于孕期子宫增大，腹肌随之伸展直到分开。产后子宫逐渐复原，但腹壁松弛的肌肉却难以恢复。为了胎儿及新生儿生长发育的营养需求，产妇分娩前后会过多摄入各种高热量食品，引起体内脂肪聚积，形成食源性肥胖。妊娠期盆底肌和筋膜长期受压及过度扩张会降低甚至失去弹性，部分肌肉筋膜因分娩出现断裂，产后盆底肌肉与筋膜中可能有血浆浸出，致使盆腔内的器官组织疏松，引起腹部和臀部脂肪堆积、下垂和变形。

3. 饮食及运动

高能量饮食摄入与产后体重变化有直接关系。孕期为了确保胎儿生长发育所需营养物质，产后为了新生儿的主要营养来源——母乳的质量，绝大多数产妇无法精准量化所摄入的营养物质的量，会摄入较多碳水化合物，导致产后肥胖。如果肥胖的产妇通过合理的膳食指导和运动指导能够达到 20% 的恢复率。

4. 其他因素

缺少睡眠，如果产后每天睡眠时间少于 5 h，产妇的体重将更容易滞留。

三、治疗

1. 健康宣教

(1) 坚持母乳喂养。母乳除了能够将妈妈体内的营养传递给宝宝以外,分泌乳汁也需要消耗额外的能量。WHO 建议纯母乳喂养要进行 6 个月,这个时间段也是产妇形体康复的重要时段。

(2) 尽早进行有氧运动。对于产妇而言,在体力恢复后,尽早适度适当的运动可以让其身体机能尽快恢复。除了慢走以外,还可以做些产后康复操和瑜伽等。另外,腹式呼吸有助于收紧腹肌,坚持锻炼可以减少腰腹的多余赘肉。

(3) 补充膳食纤维。饮食配合运动是恢复的关键,有研究指出,产后摄入较多的饱和脂肪酸可能会增加体重滞留的风险,除此之外,高热量的饮食,还会使母乳中脂肪含量增加,容易造成宝宝生理性腹泻,影响日后的生长发育,因此,产后可以适当增加膳食纤维的摄入,这有助于宝宝健康成长,更有利于产后形体恢复。

(4) 通过产前、产时特别是产后的各种健康宣教,使产妇保持心情愉悦,合理膳食,主动参与体形恢复的康复治疗与训练。

(5) 合理饮食教育。产妇产后适量摄入充足的蛋白质,但不能过量。重视蔬菜、水果摄入,适量饮汤水。哺乳者禁食大麦及其制品、禁食油腻食物、忌食辛辣燥热之物、忌食生冷之物、忌食坚硬粗糙及酸性食物、适当控制食盐。

(6) 科学睡眠。保持充足、科学的睡眠,是恢复体力和体形的关键。

2. 早期形体康复训练

产后先进行简单的腹肌运动,如腹式呼吸等。当体力逐渐恢复及分娩造成的会阴伤口愈合后,可进行盆底肌肌力与张力、腹部与胸部肌肉以及胸腹肌综合康复训练。

早期形体康复训练时,应注意:

(1) 为使产妇接受康复训练,应向其讲解训练的目的和方法,使其掌握基本技能。

(2) 治疗师要指导阴道分娩者从产后 24 h 开始锻炼。

(3) 要保证室内空气新鲜,气温适宜。

(4) 根据产妇实际情况确定锻炼强度。

(5) 产妇出院后,指导其坚持锻炼 6 个月。

3. 仿生物电刺激治疗

仿生物电刺激通过对腹斜肌、腹横肌、腹直肌进行频率、脉宽各有不同的仿生物电刺激,提高腹部肌肉兴奋性,将受到损伤而暂停功能的本体感受器唤醒,促使肌肉出现被动性收缩现象。强化性治疗腹部主要肌群,使腹部肌肉得到有效锻炼,促使分离肌群尽快恢复至正常状态。加快血液循环速度,牵拉肌肉并促使背部肌肉放松,发挥良好的镇痛作用。腹式呼吸与仿生物电刺激联合的方式可显著改善患者的肌肉收缩情况和生活质量,加快受损肌肉功能恢复,使腹部肌肉功能得到有效改善。

4. 超声结合电刺激塑形治疗

(1) 第一步:减脂。

物理作用:利用超声波的传播使得脂肪细胞所受的压力发生变化,高压下收缩,低压下膨胀。这种压力的变化非常快,致使脂肪细胞破裂。

化学作用:低频超声刺激交感神经的末梢,引起肾上腺素、胰高血糖素、促肾上腺皮质激素、促甲状激素的释放,从而引起脂肪酶的活性增高,加快甘油三酯的分解。

(2)第二步:增加耗能,紧致皮肤。电流刺激肌肉收缩耗能,加速脂肪的分解。同时仿生物信号能使人体胶原蛋白合成能力加强,使脂肪去除后的松弛皮肤富有光泽和弹性。

(3)第三步:促进排泄。所发出的电信号刺激血管平滑肌导致脂肪酸 B 氧化(C2-H20-ATP),使淋巴管扩张,淋巴液循环加快,让人体内毒素及脂肪分解物从尿中迅速排出。

5. 手法治疗

孕期松弛素对女性造成的筋膜韧带松弛在产后大约需要近 1 年的时间才能恢复,在此期间,由于照顾婴儿、参加工作、姿势不良、负重、外伤等原因,可导致肌肉结缔组织松弛,易发生骨盆错位,形体改变。传统或美式整脊手法以精准、轻巧、安全、无痛的手法,通过定点精准矫正脊柱、骨盆各个关节之间的位置,使之达到平衡,以促进循环,使脊椎、骨盆恢复正常力线。

(1)松解手法:疏通、揉正手法交替进行以松解为主。一般以患者骨盆为中心,包括腰椎、胯部区以内的软组织,沿骶旁以线或片进行松解法,对骨盆附着的肌腱疼痛敏感区用按法,重点处亦可用掌根、掌缘或前臂使用揉法,手法要柔和。

(2)整复手法

①患者姿势:矫正一侧腰椎时,则患者向另一侧侧躺,同侧脚在上侧,对侧脚在下侧,同侧腿屈膝,对侧腿伸直,同侧脚内侧足面摆于对侧腿膝弯处,双手交叉放于胸前,对侧手抱住同侧手上臂,同侧手上臂与身体平行,前臂与身体垂直,身体靠近床沿,身体与床沿成一直线,见图 6-1。

②治疗者姿势:面对患者,同侧手握住患者对侧手腕,按压固定于患者同侧手臂上,治疗者两脚尽量外张,对侧脚由后外侧往内弯曲,并压住患者矫正侧的膝盖,使患者矫正侧膝盖部位垂直床沿,以治疗者对侧脚下压及同侧手稍前推成相反方向,做成杠杆姿势,对侧手掌豆状骨于患者髂后上棘或骶骨侧面协同发力,使定点与骶髂关节附近的豆状骨沿错位的相反方向轻巧精准发力,在患者放松的情况下使骶髂关节快速归位,见图 6-2。

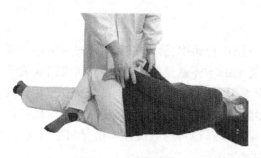

图 6-1　准备姿势

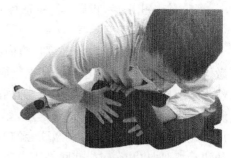

图 6-2　骶髂关节复位

6. 核心肌群锻炼

核心肌群是指位于膈肌与骨盆底之间的一组肌肉群,核心肌群的稳定和收缩的协调性对脊柱发挥正常功能至关重要。腹横肌、膈肌、盆底肌、多裂肌作为躯干局部稳定肌,它们在躯干的稳定性控制方面发挥重要作用,特别是腹横肌,已有大量研究表明腹横肌是"前馈"机制中核心稳定首先要激活的肌肉,由于孕妇腹部呈现"剪刀开口"姿势,腹横肌过度被拉长,且大部分妇女产后以静养为主,运动量明显减少,理论上可能会造成核心肌群的失用性萎缩,肌力、耐力下降,肌肉收缩不协调等功能障碍。运动时与呼吸的配合对核心区的稳定和力量的产生与传递具有十分重要的作用,因为腹内压的增加可以提高腰椎和躯干的稳定性。呼吸时核心区主要呼吸肌的收缩,如膈肌、腹直肌、腹外斜肌、腹内斜肌、腹横肌、腰方肌和下后锯肌等,可以通过增加胸腰筋膜的张力和腹内压的升高达到加固腰椎的目的。同时人体每一个动作的完成都与呼吸运动密切相关。因此,核心稳定性是在神经、肌肉、骨骼韧带和呼吸等系统协同作用下,核心区保持中立位的一种状态描述,它为上下肢肌肉的发力提供了支点,为动量在运动链上的传递创造了条件。

核心稳定性训练作为对身体不稳定性的干预训练方法逐渐得到了广泛的认可。它本身并不仅仅是一种训练方法而是一种训练原理,基于该原理,衍生出了多种训练手段和途径,例如悬吊训练(SET)、瑞士球训练、普拉提等。

(1) 呼吸训练:指导产妇正确地进行膈式呼吸,详见第五章第四节。

(2) 悬吊训练:是一种激活腰腹部核心和增加稳定性的主动训练方法,目前已广泛应用于运动和康复训练中心,临床疗效满意。应经精准评估后再制定个性化训练方案。运用"弱链"测试来明确腰椎核心肌群稳定情况,同时评估左右两侧腰椎肌群力量的差异,合理制定训练计划。训练中结合开链和闭链运动,采用低负荷等长收缩的方式,同时保持无痛原则,训练强度循序渐进,主要训练腹横肌、多裂肌、腰方肌、臀中肌及竖脊肌,具体动作详见第五章第三节。

(3) 医疗体操:是一种可以用来预防疾病的体操,对功能恢复及某些疾病有效,是医疗体育的重要内容之一,详见第五章第三节。

7. 肌筋膜触发点针刺疗法

肌筋膜触发点是指受累肌肉内能够激发疼痛的位置,触压时会激发出高度敏感的疼痛,引起疼痛加重,还会向肌肉远端或近端转移而引起牵涉痛。肌筋膜触发点的位置可触摸到条索样结节,使肌肉纤维持续紧张,若得不到有效缓解,容易引起肌肉劳损及韧带松弛,从而导致脊柱结构不稳、关节稳定性下降等病理改变。通过针刺灭活肌筋膜触发点可破坏功能紊乱的运动终板,增加肌节长度,进而改变力学状态,同时通过减少外周的伤害性感受进而减少神经递质浓度而达到减轻疼痛的治疗效果。针刺后力学平衡重新获得,从而达到解决形体问题,恢复体形的目的。针刺分为干针和湿针。干针仅使用注射针或针灸针进行针刺,不使用任何药物;湿针在针刺过程中注射药物,如利多卡因等。

第三节　腹直肌分离治疗

无论是剖宫产还是顺产,都有可能发生不同程度的腹直肌分离。据报道,1 462 例产后 6—8 周的产妇,腹直肌分离发生率阴道分娩为 60.3%,剖宫产为 70.8%,2 次及以上剖宫产的产妇为 90.8%。腹直肌分离指双侧腹直肌在腹中线部分距离增大超过 2 cm,腹直肌分离可导致脊柱稳定性下降,进而导致腰酸背痛,还会增加盆底压力,导致盆底功能受损,诱发盆腔脏器脱垂。腹直肌分离的高危因素主要是高龄、多胎、巨大儿、双胞胎及营养不良的妇女。

1. 询问病史

2. 体格检查及形体评估

分别检查上下腹直肌分离程度、腹上角角度,肋弓角角度,腹部脂肪厚度,腹壁是否有压痛,妊娠纹。

3. 腹部肌力检测(具体检查方法参照第二章第三节)

4. 书写检查病历

5. 腹直肌分离治疗原则

根据分离程度、年龄、身体状况,决定具体治疗方案,遵循个性化、安全、有效、简单原则。腹直肌分离 2—3 cm,4—6 次治疗大多恢复到正常范围以内;腹直肌分离 3—4 cm,6—8 次治疗大多恢复到正常范围以内;腹直肌分离 4—6 cm,8—10 次治疗大多恢复到正常范围以内;腹直肌分离>5 cm,经 8—10 次治疗后者不能恢复到正常范围以内,并伴有明显腹壁疝及内脏下垂者,可能存在腹部肌鞘断裂,建议手术治疗,术后 3 个月再予康复治疗。

6. 物理康复治疗

低频电刺激治疗操作流程如下:

(1) 常规检查仪器是否运行良好。

(2) 接通电源,打开康复治疗程序。

(3) 治疗床上铺一次性隔离巾。

(4) 病人取仰卧位,暴露腹部。

(5) 用酒精涂抹下腹部,清洁皮肤表面皮屑,减少干扰。

(6) 分别在上、下腹直肌及腹外斜肌相应体表皮肤表面贴 6—8 片黏性电极。

(7) 准确连接电极、电极片与低频电刺激治疗设备各通道。

(8) 根据患者情况,输入病人信息,进入程序开始治疗。

(9) 治疗结束后,关闭程序,预约下次治疗时间,治疗电极片及预约单由患者带回保管。

7. 悬吊康复治疗

(1) 悬吊康复原理:悬吊运动训练(S-E-T)是基于现代康复理论最新成果的训练技术。通过牵引、减重和放松技术使紧张的大肌肉松弛,通过关节活动度训练扩大关节活动范围,再进行以局部稳定肌为目标的关节稳定性训练和运动感觉综合训练,后期则通过巧妙的悬吊技术利用自身体重进行渐进的肌肉力量训练。S-E-T包括诊断和治疗系统。诊断系统的核心是弱链测试。患者首先在闭链运动中接受测查,负荷逐渐增大直至不能正确做动作或者感到疼痛为止。如果发生上述这种情况或者左右两侧的负荷量有明显差别时,说明存在一个或多个"薄弱环节"。用开链运动检测各块肌肉以确定薄弱处。涉及肌肉耐力的测定则是通过不断增加开链和闭链运动的负荷来实现的。治疗系统包括如下部分:肌肉放松训练、关节活动度训练、牵引、关节稳定性训练、感觉运动的协调训练、肌肉势能训练等。

(2)悬吊训练原则:根据评估情况制定个性化悬吊训练方案,并根据效果反馈决定训练强度进阶或降阶。

(3)悬吊技术规范操作流程

①阅读操作说明书,了解设备性能及使用注意事项。

②接通电源,检查装置各部件的完好后再进行准备治疗。

③根据治疗的要求将基站、悬带、治疗床调整至治疗部位,根据治疗的需求调整绳索长度。

④将绳索固定并检查是否牢固后再对产妇进行悬吊训练,根据效果的反馈调整训练方案。

⑤治疗完毕后,松解绳索并将各部件收纳归位。

⑥关闭电源。

⑦做好对治疗床和器材的日常检查及清洁消毒。

8.肌筋膜触发点针刺

(1)治疗原理:肌筋膜疼痛触发点是骨骼肌内结节处大量高度异常的敏感小点,在此处可触摸到一条紧绷的肌带。它最初由美国临床医师JanetTravell于1942年提出,她发现对肌筋膜炎患者骨骼肌膨大结节处进行针刺或血性按压时,可产生躯体局部性疼痛或远处牵涉性疼痛,并伴随肌肉的局部抽搐反应。临床上,肌筋膜疼痛触发点可分为活化触发点和隐性触发点两种。活化触发点表现为自发性疼痛、局部或远处牵涉性疼痛、关节活动受限、易疲劳和失眠等症状。隐性触发点在没有机械性刺激的情况下,不会产生自发性疼痛。当创伤、疲劳、免疫力降低、营养物质缺乏、人体姿势长期失衡等因素刺激隐性触发点时,它们可以转化为活化触发点,导致触发点区域的大面积疼痛,并经触发点通路传导导致远处牵涉性疼痛和自主神经高度过敏,形成疼痛症候群,临床上称其为肌筋膜疼痛综合征。

肌筋膜疼痛触发点是肌筋膜疼痛综合征的标志性特点。肌筋膜发触点疼痛时,常常伴有自主神经特别是交感神经活动增强现象。与触发点痛有关的自主神经现象主要表现为血管收缩或舒张、竖毛肌活动、皮肤滚动疼痛、对触摸和温度高敏感性、血流改变、异常出汗、反应性充血、烧灼感和皮肤划痕症等。另外,如果肌筋膜疼痛触发点出现在头颈部时,可能引起流泪、鼻涕和流涎等现象。

(2)治疗原则

①对受累肌肉或肌群牵张:即遵医嘱对存在活化触发点的肌肉、肌群进行牵张训练,以缓解运动终板处挛缩结节的能量危机,并使之趋于正常状态。学习每块肌肉的拉伸动

作,以自我感觉能够忍受为宜,每个动作维持 1 min,每天做 3—6 次。

②破坏触发点:部分人群的受累肌肉因为触发点疼痛比较严重,在不做治疗的情况下难以进行完整的肌肉、肌群拉伸动作,故需要医生先针对触发点进行治疗,然后再进行拉伸,以便能够更快地缓解触发点引起的各种症状。

③扎断挛缩肌筋膜:特别严重的人群可能存在肌肉外部筋膜的挛缩、纤维化等,这样就不仅需要对中央触发点进行治疗,还需要扎断挛缩肌筋膜,以便完成肌肉的正常拉伸。去除活化触发点的维持因子也非常重要,例如某些不良工作姿势,不良生活习惯等。否则,经过治疗后,被灭活的触发点还会再次活化,其他症状也就随之而来了。

(3)常见治疗方法:手法治疗;肌肉牵张;冷喷雾疗法;针刺破坏触发点加牵张法;小针刀加牵张法;肉毒素加牵张法;物理因子治疗,如超声波法及中、低频电刺激等。

第四节　妊娠纹治疗干预

一、概论

妊娠纹是膨胀纹的一种,是妊娠过程中出现的一种病理性皮肤改变。妊娠纹早期是暗红色或紫红色的条纹,然后色素脱失、萎缩,最终呈现出一种白色或银色的条纹。妊娠纹主要分布于腹部,亦可见于胸、背、臀部及四肢近端。有 60%—90% 的孕妇受到妊娠纹的困扰。妊娠纹虽对身体健康没有大的伤害,但却给罹患孕妇带来了很大的精神压力和心理负担,从而影响其生活质量。

妊娠纹出现的时间及密集程度,因人而异。通常来说,妊娠纹从孕中期就会开始出现,到产前一个月是最为明显的,因此有的在怀孕 6 个月左右开始产生妊娠纹,有的会在产前一个月出现妊娠纹。当然也有的整个孕期都不会长妊娠纹。有些产妇短期内看不到治疗效果,就沮丧不已,甚至选择放弃,这恰恰会错过修复肌肤的最佳时机。事实上,皮肤组织需要很长时间才能复原,任何一种去除妊娠纹的方式都不能在短期内达到效果。另外,去除妊娠纹的效果,还取决于产妇的肤质,有些疤痕体质的产妇就很难摆脱妊娠纹。

二、产生妊娠纹的原因

虽然现在妊娠纹形成的原因还不是很清楚,但是妊娠期间皮肤张力的改变及激素的变化被认为是妊娠纹发生的主要原因。妊娠期间,皮肤会随着皮下组织如脂肪和肌肉等的发展被逐渐地拉松,导致真皮层结缔组织损伤,胶原纤维和弹性纤维被破坏,引起病灶处的伸展性和弹性减弱,从而产生条纹状的皮肤损害。妊娠过程中,孕妇体内的各种激素水平也会发生很大变化,妊娠纹处雌激素受体的表达量约为正常皮肤的 2 倍,雄激素和糖皮质激素受体的表达量也有所增加,这就表明在承受更大机械牵张力部位的皮肤,有活性的激素受体表达量更高。而糖皮质激素的激增,可以抑制成纤维细胞的活性和增殖,使成纤维细胞合成减少。

三、治疗

妊娠纹破坏了女性腹壁的美观,对于非常关注美丽的女性可能影响其心情和情绪,带来一定的精神压力,甚至影响其生活质量。因此,孕期女性会通过各种方法防止和减轻妊娠纹的产生,而产妇们则普遍关注妊娠纹的修复。妊娠纹也是医美和整形美容界关注和研究的热点,其治疗方法也在不断地探索中。

1. 手法按摩

手法按摩是淡化妊娠纹的一种非常有效的方式。有研究指出,孕期手法按摩能够促进新陈代谢,刺激皮肤紧致,减少和延缓妊娠纹的产生。手法按摩对产后腹部、臀部、大腿、小腿皮肤妊娠纹治疗也效果良好,是促进产妇康复的一种有效方法。自分娩7天后、剖宫产15天后,穴位刺激手法按摩1天1次,1次40—50 min,15次为一个疗程。

2. 预防用药

用防妊娠纹霜、身体乳液、婴儿油、甘油、绵羊油等按摩妊娠纹容易出现的部位。应用苦杏仁油加按摩可以有效降低妊娠纹的发生率,但单独应用苦杏仁油而不加以按摩则无明显疗效。防妊娠纹霜对于妊娠纹的防治有较好效果。防妊娠纹霜的有效成分包括:羟基脯氨酸复合物、玫瑰果油、积雪草和维生素王,最好在沐浴后和睡前涂抹在腹部、臀部、胸部和大腿上,能够有效预防妊娠纹的形成,降低其严重程度。

3. 低频电刺激

通过刺激皮肤、肌肉、毛细血管等收缩,促进血液循环,增强新陈代谢,越早越好。橄榄油或苦杏仁油按摩15 min后,电刺激15 min。1天1次,10次为一个疗程。刺激强度为患者有轻微收缩感,但无显著收缩。

4. 针刺淡纹

当皮肤细胞受到外界刺激时,细胞探测到周围的变化,通过生化级联反应对周围环境给予的信号实时做出应答,细胞活性或者行为改变,通常是细胞外收集信号,细胞内信号传导,然后细胞做出应答。

机械传导需要细胞外基质的配合以合成更多细胞外基质的成分。通过对胶原蛋白纤维的拉伸诱发一系列生物级联反应,促进新组织合成。能量还会转移给相连的整合蛋白,这些信号通路被激活后导致细胞有丝分裂、蛋白质的合成以及基因表达。

使用毫针针刺妊娠纹密集部位的皮肤,刺激皮肤各层细胞、脂肪细胞、浅层与深层筋膜,使皮肤及皮下组织迅速反应,产生肉眼可见的妊娠纹淡化与修复。应注意避让腹壁血管和神经,不能穿透腹膜以免损伤腹腔脏器。

第七章　孕产期相关疼痛康复

第一节　概述

一、孕期及产后常见疼痛分类

1. 肌肉疼痛

孕期及产后因生物力学的紊乱,可能造成各种肌肉疼痛,如梨状肌疼痛、肛提肌疼痛、臀部肌肉疼痛、腰背肌疼痛等。孕期及产后肌肉疼痛非常常见,其中最常见的是孕期及产后的下腰痛。

2. 盆腔炎性疾病

因宫腔感染、绒毛膜羊膜炎、产后子宫复旧不良、剖宫产切口感染等各种因素可导致孕期及产后盆腔炎性疾病,出现盆腔疼痛,如果未得到有效控制可能形成盆腔腹膜炎,长期迁延形成慢性盆腔疼痛。

3. 围产期耻骨联合分离症

其中以产伤性耻骨联合分离症疼痛尤为剧烈。

4. 其他

腕管综合征、腱鞘炎、带状疱疹后遗疼痛等。

二、孕期及产后疼痛电刺激治疗禁忌证

(1) 传染病和感染性疾病,如急性炎症,结核病。

(2) 恶性肿瘤区域。

(3) 严重血管脆裂;血栓性静脉炎;血肿消失前的肌肉破裂。

(4) 孕妇腹部及腰骶部。

(5) 未愈合骨折。

(6) 神经退化和感觉丧失的糖尿病患者。

(7) 其他:如疼痛老茧;结合软骨;固定补形术;骨骼移植术;表面金属征;热过敏症;肌肉移植术等。

第二节 慢性盆腔疼痛的治疗

慢性盆腔疼痛(CPP)是以由各种功能性或(和)器质性原因引起的以骨盆及其周围组织疼痛为主要症状,时间超过 6 个月的一组疾病或综合征。慢性盆腔疼痛综合征(CPPS)是尽管患者感觉到盆腔区域的疼痛很剧烈,但经过详细的病史询问、细致的体格检查和相应的辅助检查也找不到明确的病因,可引起躯体功能障碍及心理障碍的疼痛综合症。

CPP 被认为是一个公共的健康问题,可以影响患者的社会行为及生活质量。

女性慢性盆腔疼痛综合征是一种有盆腔疼痛症状而无明确病理改变的妇科疑难疾病,由于其发病原因复杂且机制不甚明了,目前尚无有效的治疗方法,是当今妇产科领域的诊治难点之一。

一、病因

CPP 病因复杂,任何盆腹腔脏器的器质性或功能性病变,以及精神神经异常均可能引起慢性盆腔痛。CPP 可来源于生殖、泌尿、消化、神经、肌肉骨骼等系统,且通常伴有心理行为因素。涉及的疾病有妇科方面的:如子宫内膜异位症、子宫腺肌症、慢性盆腔炎、盆腔瘀血综合征、痛经等;非妇科方面的:如肠易激综合征、间质性膀胱炎、骶髂关节病变及功能紊乱、神经阻滞综合症等。

二、制痛机制

疼痛是一种伤害性感受,CPP 的发生是疼痛感受器长期暴露于伤害性刺激导致疼痛形成的神经传导过程。主要制痛机制有:

1. 物理因素

产生 CPP 的物理因素绝大多数是因为盆腔发生黏连,盆腔黏连是很多盆腔疾病的并发症或后遗症,黏连后组织纤维化,形成束带,不同体位下对器官产生牵拉或扭转而导致疼痛。盆腔黏连还可阻塞动静脉和淋巴管导致局部水肿,导致牵涉痛。外伤、产后周围韧带受伤导致尾椎间联合的稳定性下降,姿势改变下可发生尾骨痛。这些机械因素都会使外周疼痛感受器感知到机械力的变化,向中枢神经系统传递疼痛信号。

2. 化学因素

常见的导致 CPP 的疾病都与机体发生炎症反应,释放炎症因子相关,其刺激神经末梢,传递疼痛信号。常见的炎症因子包括白细胞介素、肿瘤坏死因子 α、转化生长因子 β 等。

3. 神经肽类物质

神经肽类物质通常与中枢神经及外周神经末梢中的 C 纤维有关,其受炎症、疼痛等病理性刺激时会释放神经肽类相关因子到外周组织中,包括有 P 物质、血管升压素、神经生长因子、神经肽 Y 等。神经肽类虽由 C 纤维产生,当局部达到一定水平时又会刺激神经末梢,传递伤害信息,完成疼痛的神经传导。

三、CPPS 的治疗方法

CPP 涉及的疾病广泛,发病机制复杂,诊断困难,目前缺乏针对性药物治疗,手术治疗主要针对子宫内膜异位症患者,但手术的创伤并非每个患者都能接受。慢性疼痛反复发作严重影响女性的身心健康,导致一些负面情绪出现,主要是抑郁及焦虑,影响患者的生活质量。与急性疼痛的治疗不同,慢性盆腔痛的患者,治疗目标是减轻疼痛、改善症状和提高生活质量。国际共识认为综合生活质量的提高和疼痛的缓解是慢性疼痛治疗效果的评定指标,疼痛程度下降 30%—50% 即认为治疗成功。一直以来,盆腔疼痛的治疗主要以药物及手术为主,但当前国内医生更加关注物理治疗在盆底康复中的应用并取得了明显的效果,物理治疗在盆腔疼痛中的应用也越来越广泛。目前慢性盆腔痛的物理治疗方法主要包括以下几种:①经皮神经电刺激疗法;②生物反馈疗法;③手法治疗;④盆底肌肉锻炼;⑤其他。

1. 经皮神经电刺激疗法(TENS)

TENS 是根据疼痛的阀门控制理论设计的非药物、非侵入治疗方法,通过皮肤表面电极之间传导电流,引起外周神经和中枢神经系统释放内啡肽、脑啡肽等物质,达到镇痛目的。根据频率不同可分为高频(>50 Hz) 和低频(<10 Hz) 两种。由于慢性盆腔痛综合征往往既有外周痛觉感受器也有中枢神经系统的超敏反应,因此综合以上两种频率的TENS 治疗效果更佳。经皮神经电刺激有助于缓解慢性盆腔疼痛,而且高频率的经皮神经电刺激具有更好的治疗作用。有研究表明,经高频(100 Hz) 经皮神经电刺激后,大部分神经元的自发放电减少,高频经皮神经电刺激可显著抑制多数脊髓背角神经细胞的电活动,阻碍伤害中枢接受伤害信息。

2. 生物反馈疗法

盆底生物反馈是将盆底肌肉运动信号转换成声音或视觉等患者可以感知的信号,通过这些反馈信息,指导患者进行正确的盆底肌训练,目的是建立大脑和盆底肌之间的外部条件反射通路,部分代偿或训练已经受损的内部反馈通路。有研究者采用生物刺激反馈仪对慢性盆腔疼痛患者进行治疗,发现生物反馈能够显著提高产后盆底肌力康复训练效果,减轻盆腔疼痛患者的疼痛程度。临床试验证实,基于表面肌电的生物反馈盆底肌功能标准化训练能够纠正肌肉的过度活动和功能失调,降低患者静息时的肌张力,减少盆底肌痉挛,改善疼痛。

3. 手法治疗

治疗 CPP 常用的手法治疗有手法按摩和牵伸。手法按摩,即通过阴道对患者的疼痛点进行一定的按压,对患者盆底肌肌张力较高区域的疼痛部位进行弹拨和点按等手法按摩。按摩可以让局部血管得到扩张,加速血液流通以及淋巴回流,降低炎性渗出,消减水肿症状,快速吸收炎性产物,从而使盆腔疼痛缓解。牵伸可以伸展肌肉、放松肌筋膜,帮助肌肉恢复弹性和伸展性。而肌筋膜放松主要是消除肌肉、筋膜和韧带中的扳机点,牵伸结合正确的盆底肌放松和收缩训练,可以更好地缓解疼痛。

4. 盆底磁刺激治疗

根据法拉第电磁感应定理,随时间变化的磁场可以产生感生电场,当可兴奋组织处于时变磁场时,在组织中产生感生电场和感生电流,当感生电流超过组织兴奋阈值时,会像电刺激一样引起细胞膜局部去极化使组织兴奋。1985年,Barker等发现人体大脑皮层可被强的脉冲磁场兴奋,揭开了磁刺激技术和临床研究的序幕。磁刺激可非介入兴奋神经肌肉组织,具有广泛临床治疗价值,可用于预防肌肉萎缩、增加肌张力等功能康复治疗,被称为功能磁刺激(FMS)。盆底磁刺激为功能磁刺激的一种。当被高频磁刺激后,像电刺激一样,大部分神经元的自发放电减少,可抑制多数脊髓背角神经细胞的电活动,阻碍伤害中枢接受伤害信息。磁刺激技术以其可进行深部刺激、无痛、非介入、易于操作等优点得以迅速地发展,已被广泛应用于盆底障碍性疾病的治疗。

5. 盆底肌肉锻炼

通过盆底肌肉锻炼,可以提升盆底肌肉的张力,增强尿道阻力,让盆底肌得到恢复,进而对盆腔充血状况进行改善,并提升组织自身的新陈代谢、抗感染能力,同时还可以加快炎症的吸收、瘢痕的软化以及黏连的分离,消除积液,降低炎性渗出,从而使疼痛症状进行缓解。通过对比药物治疗与盆底肌肉锻炼对慢性盆腔痛的治疗效果得出,盆底肌肉锻炼可以提高慢性盆腔疼痛患者的治疗有效率和满意度,降低患者治疗过程中的不良反应率,提高患者早日康复的信心。通过指导患者进行盆底肌锻炼,增加盆底肌肌力、耐力和支持力,从而改善临床症状,对慢性盆腔疼痛治疗有比较肯定的疗效。

6. 盆腔肌筋膜触发点疼痛治疗

盆腔肌筋膜疼痛(MFPP)指腰、骶、臀、腿部的筋膜疼痛及肌肉僵硬,且存在激痛点(MTrP),其在CPPS患者中占14%—23%,常可发生在产妇分娩后1—2个月内。MFPP呈急性或亚急性起病,症状和体征较单纯肌筋膜疼痛严重,对患者的生活质量产生很大影响,为CPPS的主要病因之一。会阴—盆腔肌筋膜疼痛综合征是指发生在盆底肌肉和筋膜的非炎性疾病。会阴—盆腔肌筋膜疼痛的发病率女性/男性大约为6/1。

应充分了解MFPP发生的原因、疼痛部位分布特点、牵涉痛位置、是否伴有交感神经失调的表现等,准确寻找MTrP的位置,精确定位,可以使用干针、湿针、冷喷、手法治疗等使活化的肌筋膜触发点灭活,并通过牵张、拉伸等方法恢复相应的肌肉张力,可有效治疗MFPP。

7. 针灸治疗

针灸是针法和灸法的合称,是中医治疗肌肉疼痛的常用方法。把针按一定穴位刺入患者体内,运用捻转与提插等针刺手法,对人体腧穴进行针刺和艾灸,达到疏通经络、调和阴阳、扶正祛邪的作用。对缓解各种疼痛,肌肉劳损有一定效用。

8. 其他

微波:兼具光与电磁场的特性,作用于人体患处时,在非热效应与温热效应的双重作用下,细小动脉血管会迅速扩张,增强血液循环能力,可将炎性物质消除,起到消炎作用,还可缓解局部水肿现象,降低局部刺激,缓解疼痛症状。

另外常用的还有中频电刺激,以及中频与低频交替电刺激、电刺激与超声联合使用等。

第三节　梨状肌疼痛综合征的治疗

一、梨状肌疼痛综合征

当梨状肌受到损伤,发生充血、水肿、痉挛、黏连和挛缩时,该肌间隙或该肌上、下孔变狭窄,挤压其间穿出的神经、血管,因此而出现的一系列临床症状和体征称为梨状肌综合征。

二、病因

臀部外伤出血、黏连、瘢痕形成;注射药物使梨状肌变性、纤维挛缩;髋臼后上部骨折移位、骨痂过大均可使坐骨神经在梨状肌处受压。此外,少数患者因坐骨神经出骨盆时行径变异,穿行于梨状肌内,但髋外旋时肌肉强力收缩,使坐骨神经受到过大压力,长此以往产生坐骨神经慢性损伤。

三、临床表现

疼痛是本病的主要表现,以臀部为主,并可向下肢放射,严重时不能行走或行走一段距离后疼痛剧烈,需休息片刻后才能继续行走。患者可感觉疼痛位置较深,放射时主要向同侧下肢的后面或后外侧,有的还会伴有小腿外侧麻木、会阴部不适等。严重时臀部呈现"刀割样"或"灼烧样"的疼痛,双腿屈曲困难,夜间睡眠困难。大小便、咳嗽、打喷嚏时,因腹压增加而使患侧肢体的窜痛感加重。

四、相关检查

1. 直腿抬高试验
直腿抬高在 60°以前出现疼痛为试验阳性。
2. 梨状肌紧张试验
该试验是检查梨状肌损伤的一种方法。具体步骤如下:患者取仰卧位于检查床上,将患肢伸直,做内收内旋动作,如坐骨神经有放射性疼痛,再迅速将患肢外展外旋,疼痛随即缓解,即为梨状肌紧张试验阳性。这是梨状肌综合征的常用检查方法。

五、诊断

（1）根据梨状肌综合征主要的临床表现诊断:臀部疼痛且向同侧下肢的后面或后外

侧放射；大小便、咳嗽、喷嚏可加重疼痛。除此之外，梨状肌综合征的诊断还需要一些检查的支持：患侧臀部压痛明显，尤以梨状肌部位为甚，可伴萎缩，触诊可触及成条索状或梨状肌束局部变硬等。

（2）直腿抬高在60°以前出现疼痛为试验阳性，因为梨状肌被拉长至紧张状态，使损伤的梨状肌对坐骨神经的压迫刺激更加严重，所以疼痛明显。但超过60°以后，梨状肌不再被继续拉长，疼痛反而减轻。另外，除了直腿抬高试验外，还要做梨状肌紧张试验。通常有梨状肌综合征时，梨状肌紧张试验也为阳性。

六、数字疼痛评分法（NRS）

NRS是用数字计量测评疼痛的幅度或强度，数字范围为0—10。0代表"无痛"，10代表"最痛"，患者选择一个数字来代表他自觉感受的痛。数字疼痛评分法临床上因效度较高，常用于疼痛、类风湿关节炎及癌痛的评估。

七、诊治操作流程

（1）询问病史。
（2）体格检查及妇科检查，盆壁组织触压检查，腰臀部及腿部触压检查，梨状肌、闭孔肌、肛提肌及尾骨等是否存在张力增高及疼痛，直腿抬高试验。疼痛应进行疼痛评分判断疼痛程度。
（3）形体评估。
（4）必要时采用姿势评估。
（5）书写妇科泌尿病历，填写各种生活问卷（包括尿失禁、性生活质量、盆底功能障碍、随访表等问卷）。
（6）疼痛的康复治疗：电刺激治疗、手法治疗、盆底磁刺激治疗、针刺肌筋膜治疗等。

八、治疗方法

1. 低频电刺激治疗流程
（1）传统经皮电流：频率80/120/80 Hz，脉宽120/80/120 μs，时间15 min。
（2）经皮内啡肽电流：频率1/4/1 Hz，脉宽270/230/270 μs，时间10 min。
具体贴法：A1通道贴在腰5骶1两侧，B1、B2通道分别贴在两侧梨状肌在体表的投射处，见图7-1。

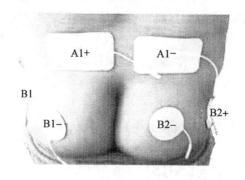

图 7-1　电极片贴附位置

经皮神经电刺激(TENS)是一种价格低、无创伤且方便的治疗疼痛的物理康复技术。电刺激可以起到干扰与阻断神经信号传导和促进内源性阿片类物质释放的作用。

2. 手法治疗

经阴道按压疼痛部位 5—10 min。

3. 盆底磁刺激治疗

经过诊断后选择盆腔疼痛方案进行治疗,治疗时间 20—30 min。

4. 肌筋膜疗法

参照第七章孕产期相关疼痛康复第二节慢性盆腔疼痛的治疗。

5. 盆腔肌筋膜触发点疼痛治疗

准确定位梨状肌在体表位置,用直径 0.35—0.4 mm 的毫刃针或 0.55 mm 的牙科注射针穿刺触发点,引出肌肉抽搐反应即可,可使用药物注射,也可不使用。

6. 盆底减压操

参照第五章第五节相关内容。

7. 拉伸

参照第五章第五节相关内容。

第四节　孕产期腰骶部疼痛

一、原因

(1) 内分泌变化:妊娠期激素水平的变化,以及逐渐增大的子宫使孕妇腰部负荷增加,骨盆韧带松弛,尤其是骶棘韧带松弛使坐骨小孔面积变小,周围组织张力增加。分娩后,身体孕期发生的变化并不会立刻恢复到孕前状态,骨盆的韧带在一段时间内尚处于松弛状态,穿过其中的神经和血管易受到压迫,另外子宫未能完全复位,易引起盆腔及腰骶部疼痛。

（2）妊娠使腹肌变得软弱无力,当发生腹直肌分离时,躯干屈肌与伸肌的肌力比下降,腰骶部肌肉负荷明显增加,出现腰骶部疼痛。

（3）子宫复旧不良:产妇恶露排出不畅引起盆腔血液淤积,易诱发腰部疼痛。

（4）妊娠期生物力学变化:孕期,人体重心前移,腰曲过度向前,腰骶关节和骶髂关节均移位甚至错位,骨盆稳定性下降。重力线改变等是孕期腰骶部疼痛的主要原因。

（5）盆底肌肉松弛:阴道脱垂或子宫脱垂引起小腹下坠感及腰部酸痛。子宫正常位置是前倾前屈位,如果发生子宫脱垂,就会沿阴道轴向下移位,引起腰痛。

（6）产后人体生物力学改变短时间内不能完全恢复,腰骶关节发生的错位使腰部肌肉处于长时间持续紧张状态,腰骶部韧带肌肉损伤使疼痛持续甚至加重。

（7）我国产后女性普遍活动偏少,以静养为主,肌肉力量下降,而体重增加,腹部脂肪堆积增加腰部肌肉的负荷,造成腰肌劳损而发生腰痛。

（8）产后照料宝宝无法很好休息使身体过于疲劳。产妇们要经常弯腰照料宝宝,如洗澡、穿衣服、换尿布、抱起宝宝,使腰肌劳损诱发腰痛。

（9）产后过早穿高跟鞋使身体中心前移,除了引起足部疼痛等不适外,也可导致腰骶关节移位骨盆过度前倾,使腰骶部产生酸痛感。

（10）多次妊娠史使腰骶部疼痛发生率增加,可能与多次妊娠使骨盆韧带松弛严重、背部屈肌劳损有关。

二、诊断

（1）在孕中晚期及(或)产后出现腰骶部疼痛,发生在妊娠期者产后持续疼痛甚至加重。

（2）临床症状:腰骶部及臀部疼痛,腰部、骶髂关节等活动受限,不能弯腰或弯腰后直立困难,严重者翻身困难,只能短距离行走。

（3）体征:挺腹试验阳性,腰椎前突明显,俯卧时腰部明显有凹陷。直腿抬高试验阴性。

（4）X射线、CT、MRI可发现腰曲加大,或有轻度骶髂关节密度增高或微错位、椎间盘轻度变性或轻度膨出,也可能骨性改变不明显。

（5）表面肌电评估:表面肌电(sEMG)信号分析技术是近二十年来日渐完善的一项腰部肌肉功能评价方法,通过表面电极记录肌肉运动单位的电活动信号,并对其进行定量观察分析。这项评估主要用来评估腰部肌肉的舒张功能。屈曲-放松现象可作为颈腰痛患者腰部肌肉功能评估以及疾病筛查的手段之一,是躯干肌表面肌电活动研究中最常使用的一种类型,广泛存在于正常人群的躯干肌肌电活动中,但在下腰痛患者中存在屈曲-放松现象缺失。屈曲-放松现象被认为是人体自身肌肉收缩调节的机制。当脊柱前屈至一定角度时,重量负荷从肌肉等主动系统转向软组织、韧带等被动系统,肌肉激活策略由浅层肌群激活转至深层肌群激活,从而出现肌肉表面肌电值突然下降的现象,而疼痛或肌肉功能的异常均可影响肌肉负荷的转移策略,导致屈曲-放松现象消失。

三、诊疗流程

（1）疼痛性质鉴别，通过临床试验检查，初步诊断出腰椎间盘突出、腰椎滑脱、骶髂关节半脱位、耻骨联合分离、骶髂关节炎等器质性病变。

（2）需进行影像学检查并请外科会诊。

（3）对于肌性、劳损性、无菌性炎症所造成的疼痛，可采用手法治疗、针灸、肌筋膜疗法、电刺激治疗、指导运动。

（4）治疗期间通过问询，评估治疗方案是否需要调整。疗程结束后，制定患者自我训练处方，并叮嘱其了解易造成疼痛发生的事项，定期复查。

四、治疗

1. 手法治疗

（1）适应证：骨盆旋转，骨盆前倾或后倾，腰肌劳损，耻骨联合分离，骶髂关节错缝，大腿内收肌群疼痛等。

（2）禁忌证：高血压、心脏病、骨折、骨质疏松、疼痛部位皮肤破损等。

（3）手法治疗注意事项

①详细体格检查，明确疼痛部位。

②排除器质性疾病所引起的疼痛症状（如肿瘤、盆腔炎性疾病、骨折等）；排除神经损伤所造成的疼痛等。

③结合实验室及影像学检查明确鉴别诊断，确定疼痛的原因。

④根据检查情况决定采用适合该患者的肌肉牵伸、推拿、按摩、关节复位、放松、整脊等手法治疗。

2. 物理因子治疗

中低频电刺激、射频、激光、远红外、减重悬吊、冲击波、筋膜枪、超声物理治疗等方法，均有良好疗效。

3. 肌筋膜疗法

肌筋膜触发点针刺治疗，结合了物理因子、手法治疗等效果显著。

4. 中医治疗

针灸、中药熏蒸、整脊、手法复位、按摩、推拿等方法，可以取得理想的效果。

5. 药物治疗

口服布洛芬等，皮肤表面喷敷云南白药、扶他林等可起到止痛效果，必要时可以封闭注射等。

第五节　围产期耻骨联合分离症

一、定义

耻骨联合是个微动关节,由两侧的纤维软骨连接而成。在它的上、下和前面都有韧带加强。正常情况下耻骨联合之间的间隙为 4—6 mm,孕期随着激素水平的变化,该间隙可增宽 2—3 mm,如果间隙超过 10 mm 时,即出现耻骨联合分离,显著的症状就是疼痛与活动受限。

产伤性耻骨联合分离是围产期耻骨联合分离症的特殊类型,与分娩损伤直接相关。

二、病因

(1) 先天性耻骨联合构造薄弱或病理性解剖关系异常。

(2) 孕期激素改变,生物力学紊乱。

(3) 异常分娩:胎儿过大、胎位不正、肩难产等。

(4) 医源性损伤:屈髋过度、强力牵拉、第二产程腹部加压、助产医师部分身体重量压于产妇大腿等。

三、临床表现

临床表现以骨盆前区局部疼痛为主,严重者行走无力伴鸭步样步态、翻身困难或卧床不能行走。产伤性耻骨联合分离是因急性外力损伤造成骨盆、大腿内侧的肌肉韧带撕裂,甚至血管断裂形成血肿。

四、诊断

X 射线或 B 超检查提示耻骨间隙≥10 mm 即可确诊。X 射线检查可见闭孔呈大小眼征,耻骨联合面毛糙,部分患者出现两侧耻骨错位和旋移,甚至可见耻骨联合处骨片撕脱及血肿。

五、治疗

1. 低频电刺激治疗

低频电刺激 30 min/次,1 天 1 次,连续 6 次。电流参数:A 通道是频率 1 Hz、脉宽 300 us 的无调制双向电流;B 通道为频率 80/120/80 Hz,脉宽 120/80/120 μs。A 通道,由极低频电刺激引起的肌肉颤动,可使张力松弛并降低受刺激肌肉的基础紧张性。B 通道,TENS 有助于快速传导刺激信号来阻断疼痛信号的传导,从而获得止痛效果。

具体治疗:A1—A2—通道用 50 cm×50 cm 小电极粘贴于两侧大腿内收肌群的运动点上,A1+A2 通道用两个 50 cm×90 cm 大电极粘贴于两侧大腿内收肌群或运动神经前部的肌肉附着点上;B1+B1—通道用 50 cm×50 cm 小电极粘贴于耻骨联合疼痛区。A 通道强度必须激发强烈的肌肉收缩;B 通道必须调节到适当的水平,以能引起比较舒适的麻刺感,但不引起疼痛为宜,见图 7-2,图 7-3。

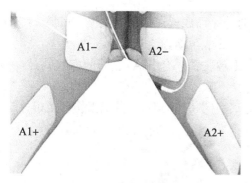

图 7-2　电极片贴附位置

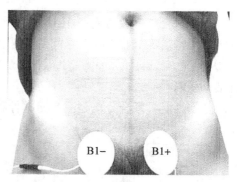

图 7-3　电极片贴附位置

2. 肌筋膜触发点针刺治疗

围产期耻骨联合分离症的患者往往先出现骶髂关节错位,然后逐渐出现耻骨联合分离疼痛;而产伤性耻骨联合分离症则与分娩时急性的不当外力增加相关,因此可能出现耻骨联合的骨面软组织撕脱、断裂,部分患者伴有血肿、骶髂关节随之错位,患者疼痛异常。而附着于耻骨的肌肉非常多,相关的锥形肌、下腹肌、大腿内收肌、小腿胫骨后肌等的肌筋膜触发点的活化也是引起疼痛的原因。治疗流程:常规消毒后,用直径 0.4 mm 的牙科注射针与 5 mL 注射器,或者直径 0.35—0.45 mm 的毫刃针,使用或不使用利多卡因均可,对标记的触发点疼痛部位穿刺,针身表面与皮肤表面呈 45°倾角。针刺深度以引起明显酸胀痛的肌肉跳动即局部抽搐反应为标准,这时可确定该触发点被灭活,患者的疼痛迅速减轻。

3. 骶髂关节手法复位

可采用斜扳等,参照第六章第三节产后形体康复整复手法。

4. 物理矫正

可佩戴骨盆带进行物理矫正,从而固定胯部,使分离的骨盆向内收紧。

第八章　孕期及产后心理评估与指导

第一节　意义

孕产期是女性生命中发生重大变化的时期,孕产妇心理健康与身体健康同样重要。孕产妇良好的心理健康状况有助于促进婴儿的身心健康,并且能促进孕产妇自身的身体健康和提高自然分娩率。孕产妇的心理问题不仅会直接影响其自身的健康状况,还会增加产科和新生儿并发症的风险,并影响母婴联结、婴幼儿健康及其心理适应能力等。孕产妇的心理问题如果未得到及时的干预,会给妇女、家庭和社会造成重大负担,甚至引发严重后果。

第二节　孕期心理变化的原因

妊娠是自然的生理过程,妇女由于妊娠带来的种种应激反应,往往造成一些心理变化。妊娠妇女心理变化主要表现为焦虑,其次为抑郁、人际关系敏感、躯体化症状和睡眠障碍。妊娠妇女焦虑、抑郁的发生率国外报道为16.5%,国内为11%—25%。

分析其原因主要有以下几点:

(1)孕妇对妊娠的认知缺陷。孕妇认为妊娠是"病态"的,担心妊娠不顺利,要求别人照顾,依赖性强,过分注重自己的身体变化,稍有不适即产生恐惧不安,因而引起焦虑、抑郁现象。

(2)孕妇对胎儿性别的担心。部分孕妇受传宗接代思想的影响,重男轻女,一心要生男孩,终日为胎儿性别焦虑不安,长期处于一种焦虑状态,从而导致妊娠期心理和生理方面的异常。

(3)孕妇对胎儿安全过分担忧。孕妇在妊娠过程中过分担心胎儿能否成活、胎儿有无畸形、分娩是否顺利等,造成心理压力增加。

(4)孕妇对分娩过程的恐惧。孕妇分娩有阵痛和一定的危险性。许多孕妇只是片面了解分娩过程,因而产生恐惧情绪。孕妇害怕陌生的分娩环境,害怕周围孕妇痛苦的呻吟或嚎叫,害怕医务人员冷漠的面孔或语言刺激。

(5)孕妇担心分娩后遗症,担心产后无人照顾及经济费用等。

（6）孕妇抑郁情绪与年龄、职业无关，但与文化程度有关。文化程度高，抑郁情绪发生率低，可能与文化程度高者接受知识能力强、理解能力强、能正确对待妊娠有关。

有资料表明，孕妇产前普遍存在着抑郁、焦虑情绪，焦虑及抑郁可导致产程进展异常、产后出血量增多、胎儿窘迫，增加难产率。

第三节　产后抑郁症的病因

孕妇在产褥期容易出现抑郁的症状，即为产后抑郁症。产后抑郁症给产妇和婴儿带来不利影响，也给家庭关系带来不和谐的影响。其病因主要有：

一、内分泌因素

1. 激素水平

妊娠、分娩时，产妇的内分泌环境发生变化。特别是产后 24 小时后，产妇的激素水平剧烈变化，容易引发产后抑郁症的发生。甲状腺的功能受到甲状腺结合球蛋白含量、甲状腺刺激因子等多种因素的影响。人绒毛膜促性腺激素能够起到类似促甲状腺激素的作用，人绒毛膜促性腺激素的含量较高时，会降低促甲状腺激素的血浆含量，甲状腺激素分泌量减少，与产后抑郁发生直接相关。

2. 孕激素

孕激素能够调节诸如多巴胺神经元、GABA 能神经元等多种神经递质系统，其他高级大脑活动也深受孕激素的影响。妊娠后，孕激素水平逐渐升高，最高值可达到月经周期的 10 倍，之后逐渐降低。孕激素水平降低，GABA 能神经元受到抑制，刺激多巴胺，引发抑郁情绪。

二、遗传因素

作为引发抑郁的因素之一，遗传引发抑郁症的原理并不十分清楚。有学者利用 RELRs 技术，标记特定基因，探索其与抑郁症的关系。现今可知有家族精神病史者，产后抑郁症的发病概率较高，表明家族遗传的影响较大。

三、心理因素

当产妇有以自我为中心、神经质、固执等特点时，容易产生产后抑郁。产妇缺乏对分娩的正确认识，过分担心疼痛，易产生恐惧心理。此外，产妇对承担母亲角色不适应，引发一系列的生理、心理压力，也是诱发抑郁症的因素。

四、社会因素

分娩出现死胎、死产及畸形，可能诱发产后抑郁症。此外，失业、家庭不和睦、产后亲属冷淡等也是诱发产后抑郁症的因素。

产后抑郁症的发病率较高，诊断产后抑郁症并没有统一的标准。目前，医生主要依据各种自评量表的评分结果来判定产后抑郁症。为减少产后抑郁症的发生，我们要加强孕产期心理健康保健，加强社会各方面力量的支持。

第四节　孕产妇心理筛查与评估

孕产妇心理筛查和评估有助于早期识别孕产妇的心理问题，及时干预或转诊。目前常用的孕产妇心理筛查量表主要为自评量表，可在医务人员的指导下由孕产妇自行填写完成。

一、定期筛查

孕产妇心理健康问题的筛查应该作为常规孕产期保健的组成部分，医生在每次产前或产后检查中，应询问孕产妇的情绪状况，并了解其心理社会风险因素。产后访视应同时关注母亲心理状况及母婴互动情况。

二、筛查频率

医生至少应该在孕早期、孕中期、孕晚期和产后42天分别进行孕产妇心理健康筛查。孕产期更多次的评估对于预测产后抑郁的价值更大。孕产妇如有临床表现，可在怀孕和产后第一年的任何时间重复评估。电子化筛查工具可以提高筛查效率，并方便孕产妇进行自我评估。

对于具有高危因素的孕产妇，应在备孕和妊娠期间酌情增加心理健康评估的次数。由于妊娠合并症、并发症入院的患者，住院期间至少完成一次心理健康评估量表的筛查。

第五节 孕产妇心理健康筛查与评估内容

一、妊娠期压力

妊娠期压力评估可以了解孕妇妊娠期间特殊压力的来源及其影响程度,并可以动态监测压力变化情况。对于压力评分较高或者持续升高者可以进行干预;对于中重度以上压力(量表得分 $\geqslant 1.001$)或各因子得分指标 $\geqslant 40\%$ 者,应予以重点关注。

二、分娩恐惧

分娩恐惧是孕晚期最常见的压力问题,分娩恐惧量表可作为测量孕妇分娩恐惧的有效工具。

三、抑郁

孕产期抑郁推荐使用的筛查量表有爱丁堡产后抑郁量表(Edinburgh Postnatal Depression Scale,EPDS),9 项患者健康问卷(Patient Health Questionnaire-9 items,PHQ-9),抑郁自评量表(Self-Rating Depression Scale,SDS)等,较为常用的是 EPDS。如果 EPDS 评分在 13 分或以上,或者问题 10 得分阳性者,需要安排进一步评估;如果评分在 10—12 分,应在 2—4 周内监测并重复测 EPDS。如果 PHQ-9 评分大于 14 分,医生也要提醒孕产妇关注情绪问题,必要时转诊。

四、焦虑

孕产期焦虑推荐使用的筛查量表有 7 项广泛性焦虑障碍量表(Generalized Anxiety Disorder-7,GAD-7)、焦虑自评量表(Self-Rating Anxiety Scale,SAS)等。如果 GAD-7 评分大于 14 分,或者 SAS 评分大于 60 分,建议孕产妇关注情绪状态,并进一步进行专业评估,必要时转诊。

第六节　孕产妇心理健康筛查与评估工具

一、妊娠压力量表

妊娠压力量表得分分级标准:0 分代表没有压力,0.001—1.000 代表轻度压力,1.001—2.000 代表中度压力,2.001—3.000 代表重度压力。

二、分娩恐惧量表

分娩恐惧量表包括 4 个维度 16 个条目,按 1—4 级评分(1＝从来没有;2＝轻度;3＝中度;4＝高度),量表总分为 16—64 分,得分越高表明分娩恐惧的程度越严重,得分 16—27 分、28—39 分、40—51 分、52—64 分分别代表无、轻度、中度、高度分娩恐惧。

三、EPDS

EPDS 量表是自评量表,主要用于产后抑郁的筛查、辅助诊断和评估。量表为 0—3 分的 4 级评定,症状出现频度越高,得分越高。量表总分≥13 分时为存在产后抑郁症状。

四、PHQ-9

PHQ-9 量表是自评量表,主要用于在基层卫生机构的内科或妇产科门诊患者中筛查或辅助诊断抑郁症。量表总分 0—4 分为无抑郁症状,5—9 分为轻度,10—14 分为中度,15 分以上为重度。PHQ-9 也可用来做抑郁症的辅助诊断,总分 10 分为可能是抑郁症与抑郁状态的分界值。

五、SDS

SDS 量表是自评量表,用于衡量抑郁状态的轻重程度及其在治疗中的变化。SDS 的分界值为 53 分,其中 53—62 分为轻度抑郁,63—72 分为中度抑郁,72 分以上为重度抑郁。

六、GAD-7

GAD-7 量表是自评量表,可用于评估焦虑症状的严重程度。量表总分 0—4 分为不具临床意义的焦虑,5—9 分为轻度,10—14 分为中度,15 分及以上为重度。总分 10 分为可能是焦虑症与焦虑状态的分界值。

七、SAS

SAS 量表是自评量表,用于评定焦虑患者的主观感受。SAS 的分界值为 50 分,其中 50—59 分为轻度焦虑,60—69 分为中度焦虑,69 分以上为重度焦虑。

第七节　孕产妇心理健康问题的处理

在孕产妇常规保健过程中,医生应注意观察孕产妇的心理状态变化,关注风险因素,提高孕产妇情绪管理技能,必要时进行孕产妇心理状况的评估,及时识别危机状态。有需求者可在产前接受应对分娩的相关课程和辅导。

一、负性情绪的管理

在评估筛查阶段,如果 EPDS 评分大于 10 分,PHQ-9 大于 4 分,GAD-7 大于 4 分,妊娠压力 1 分以上,妊娠恐惧 40 分以上,应结合临床判断,若孕产妇可能存在抑郁或者焦虑情绪,则需要注意对不良情绪状态进行管理。

1. 适量运动

建议孕产妇通过运动调整情绪。应鼓励没有运动禁忌证的孕产妇进行适当的体育锻炼,进而调整情绪状态。

2. 减压干预

提供团体或者个体心理干预方法,支持、陪伴孕产妇,缓解压力,改善其心理状况。

3. 家庭支持

加强对孕产妇家人的心理健康教育,提高其支持和陪伴孕产妇的技巧,促进其积极陪伴孕产妇的行为,建立良好的家庭支持系统。

4. 远程干预

通过计算机辅助的认知行为治疗,或者网络、电话等远程心理咨询和心理支持方式帮助孕产妇应对负性情绪。

二、精神心理疾病的处理

处理孕产妇相关精神心理疾病时,权衡治疗与否对母亲和胎儿的风险很重要,应向患者及家属讲明治疗与不治疗的风险与获益。治疗应根据疾病的严重程度、复发的风险及孕妇和家属的意愿来调整。目前妊娠期使用的药品的安全性很少得到严格设计的前瞻性研究的验证,尚无定论。

1. 轻度至中度抑郁、焦虑

心理健康问题自救：教授孕产妇孕产期抑郁和焦虑等症状的识别和应对方法，告知其求助途径，鼓励孕产妇在情绪不佳的时候积极寻求专业帮助。

结构化的心理治疗：通过认知行为治疗、人际心理治疗、基于正念及静观的认知治疗、心理动力学治疗等专业的心理治疗技术，帮助孕产妇调整偏倚认知、缓解负性情绪、提升心理能量。

充实生活：鼓励没有运动禁忌证的孕产妇进行适当体育锻炼，鼓励做自己感兴趣或者能让自己感到身心愉悦的活动。

利用社会支持系统：建议家人参与到整个孕产期过程中，帮助和陪伴孕产妇，同时鼓励孕产妇加强对支持系统的利用度，比如主动寻找可信任的人进行倾诉、寻求专业人士的帮助等。

互联网远程心理支持：计算机辅助的自助式认知行为治疗、网络、电话等远程形式的心理咨询可作为辅助孕产妇应对心理问题的方式，并告知其转诊信息。

持续监测：建议孕产妇及家人关注情绪变化，发现情绪变化严重并影响到正常社会功能的时候，一定要到专业机构寻求帮助。

2. 中度至重度抑郁、焦虑

药物治疗：重度或有严重自杀倾向的妊娠期抑郁患者可以考虑抗抑郁药治疗。当前孕妇使用最多的抗抑郁药为五羟色胺再摄取抑制剂类，应尽可能单一用药，用药应考虑既往治疗情况、产科病史（如流产或早产的其他风险因素）等。除帕罗西汀外，孕期使用SSRI类抗抑郁药并未增加患儿心脏疾病和死亡风险，但可能增加早产和低体重儿风险。SNRI类药物和米氮平可能与发生自然流产有关。队列研究显示，孕晚期使用抗抑郁剂可能与产后出血有关。产后抑郁的治疗与其他时段抑郁的治疗无显著差异，主要区别点在于母亲是否哺乳。应同时考虑婴儿的健康和出生时的胎龄。SSRIs可以作为产后中度至重度抑郁治疗的一线药物，除氟西汀外在乳汁中浓度较低。

心理治疗：心理治疗的方法可以包括但不限于认知行为治疗、人际心理治疗、基于正念的认知疗法、系统家庭治疗、精神分析等方法。

物理治疗：电休克治疗可以作为产后重度抑郁的治疗方法，尤其是存在高自杀风险或高度痛苦，已经持续接受抗抑郁药治疗足够长时间，且对一个或多个药物治疗都没有反应时。对于药物治疗无效或不适宜用药的重度、伴精神病性症状、高自杀风险的患者，可考虑使用改良电抽搐休克治疗。

3. 严重精神疾病

孕产妇严重精神疾病主要包括既往已患病及新发的精神分裂症、双相情感障碍、产后精神病等。

长期用药：一些精神疾病患者发现自己怀孕后，可能会自行骤停正在服用的药物，这可能会增加停药综合征及复发的风险，故应避免。对于患有严重精神疾病但孕前或孕期已经停药者，应监测早期复发迹象。

衡量利弊：精神疾病治疗药物可通过胎盘或乳汁使新生儿出现一些不良反应，如过度镇静、椎体外系反应、中毒等。但如果不用药治疗，妊娠期病情不稳定，可能会发生潜在胎儿中枢神经系统发育不良，而且对患者自身可能带来危害。因此，对该类患者应综合评价,科学合理使用药物。

注意事项:给孕妇开具任何精神科药物均应谨慎。考虑到复发风险,通常不建议在妊娠期更换抗精神药治疗,权衡利弊后,建议直接使用对该患者最有效的药物。心境稳定剂和苯二氮䓬类药物对胎儿畸形产生及行为影响更密切,在妊娠期间和哺乳期使用应更为谨慎。丙戊酸盐可能会造成新生儿出现重大畸形,所以育龄女性和孕妇尽量不使用丙戊酸钠。孕妇使用锂剂,必须对其血液水平进行监测,并可能需要调整剂量。

药物使用与母乳喂养:精神疾病复发风险高,需要维持药物治疗。产妇服用药物后,药物进入母乳,但浓度小于母亲体内浓度的10%,婴儿出现剂量相关不良反应的可能性较小,故仍需要药物治疗的产妇,在可行的情况下可以计划母乳喂养。母乳喂养的女性应该谨慎使用氯氮平,并在婴儿出生后的头6个月每周监测一次白细胞计数。如果使用抗惊厥药物,婴儿应密切监测,并且咨询新生儿专家。母乳喂养的女性尽量避免使用锂剂。

三、心理危机预防与干预

医生应关注孕产妇的自杀和自伤问题,留意孕产妇的情绪变化,并警惕自杀风险。在孕产妇有抑郁情绪或者流露出自杀相关的信号时,医生要评估其是否有自伤或者自杀的想法和计划、计划实施的可能性、自杀工具的可得性等,综合评估自杀风险。

如果评估孕产妇有明确的自杀或者自伤想法,医生应建议其到精神卫生机构进行专业的评估或者邀请精神科医生进行联络会诊。

医生应做好预防自杀的心理健康教育,使孕产妇及其家人了解自杀的相关知识和可寻求帮助的资源,关注孕产妇的情绪变化和安全状况,尤其在孕产妇表达有强烈自杀想法的时候,要保证孕产妇身边有人陪伴。医疗机构应制定完善孕产妇自杀危机干预预案,一旦孕产妇出现自杀行为,能够根据预案有条不紊地进行危机干预。

第八节 转诊

鼓励精神科、心理科为本机构或者所在地区的助产机构提供心理保健服务技术指导和支持,建立及完善多学科联络会诊机制(包括妇产科、精神科、新生儿科、内外科等),在不同医疗机构和科室之间形成协作体系,共同制定孕产期心理健康管理计划,加强相关科室人员的心理危机识别意识,建立中重度以上心理问题孕产妇的转介机制,畅通转诊合作的绿色通道,完善转诊网络体系。

第九章 孕期及产后营养

妊娠和分娩是女性一生中的重要经历,在孕期和产后,女性身体会发生一系列的变化。受生理变化和胎儿的影响,在孕期和产后的不同阶段,女性对于营养的需求也会发生改变,均衡的营养和适宜的饮食习惯可以帮助孕妇更加平稳地度过孕期,还可以促进产后康复及母乳喂养的顺利进行。

第一节 孕期营养

一、孕期营养的生理特点

妊娠是一个复杂的生理过程,孕妇在妊娠期间需进行一系列的生理调整,以适应胎儿在体内的生长发育、吸收母体营养和排泄废物。与非孕妇女不同,孕期妇女生理状态及代谢发生较大的改变,以适应妊娠期孕育胎儿的需要。随着妊娠时间的增加,这些改变通常越来越明显,至产后又逐步恢复至孕前水平。

1. 代谢改变

孕期在大量雌激素、黄体酮及绒毛膜生长催乳素等激素影响下,母体合成代谢增加,基础代谢率升高,肠内吸收脂肪能力增强,血脂增加,同时蛋白质的需要量也增加。此外,孕期母体对糖类、脂肪和蛋白质的利用也有改变,作为胎儿主要能源的葡萄糖可通过胎盘以糖原形式贮存,并经扩散作用由胎盘转运至胎儿;氨基酸可通过胎盘主动转运;而脂肪酸则可通过胎盘扩散转运到胎儿。

2. 孕期消化功能改变

受孕酮分泌增加的影响,胃肠道平滑肌细胞松弛、张力减弱、蠕动减慢,胃排空及食物肠道停留时间延长,故孕妇易出现饱胀感及便秘。孕期消化液和消化酶(如胃酸和胃蛋白酶)分泌减少,易出现消化不良。由于贲门括约肌松弛,胃内容物会逆流进入食管下部,引起反胃等早孕反应。另外,由于消化系统功能的改变,延长了食物在肠道的停留时间,使一些营养素如钙、铁、维生素 B_{12} 及叶酸等的肠道吸收量增加,与孕妇、胎儿对营养素的需要增加相适应。

3. 孕期血液容积及血液成分的改变

血浆容积随孕期进展逐渐增加,至孕期 28—32 周时达高峰。红细胞和血红蛋白的量也增加,至分娩时达最高水平。但血浆容积和红细胞增加程度不一致,血浆容积增加约

45%—50%,红细胞数量增加约 15%—20%,血浆容积的增加大于红细胞数量的增加,造成血液相对稀释,称为孕期生理性贫血。孕期血浆葡萄糖、氨基酸、铁以及水溶性维生素如维生素 C、叶酸、维生素 B_6、维生素 B_{12} 含量均降低;但某些脂溶性维生素如胡萝卜素、维生素 E 的血浆水平上升。

4. 孕期肾功能改变

孕期的有效肾血浆流量及肾小球滤过率增加,但肾小管再吸收能力没有相应增加,尿中葡萄糖、氨基酸和水溶性维生素如维生素 B_1、叶酸、烟酸、吡哆醛的代谢终产物排出量增加,尿中葡萄糖的排出量可增加 10 倍以上,尤其是在餐后 15 分钟可出现糖尿,尿中葡萄糖排出量的增加与糖浓度无关,应与真性糖尿病区别。

5. 孕期内分泌改变

孕妇在妊娠期内分泌系统发生显著变化,如催乳素、人绒毛膜促性腺激素、甲状腺素、雌激素、孕酮等激素分泌增加。母体激素分泌增加有利于促进营养素代谢、胎儿生长及母体子宫、胎盘、乳房的生长发育,以保证妊娠成功。

(1)母体卵巢及胎盘激素分泌增加,胎盘催乳激素可刺激胎盘和胎儿的生长及母体乳腺的发育和分泌。胎盘催乳激素刺激母体脂肪分解,提高母体血液游离脂肪酸和甘油的浓度,使更多的葡萄糖运送至胎儿,在维持营养物质由母体向胎体转运过程中发挥重要作用。雌二醇调节碳水化合物和脂类代谢,增加母体钙的吸收,钙的潴留与孕期雌激素水平相关。

(2)孕期甲状腺素及其他激素水平改变,如孕期血浆甲状腺素 T3、T4 水平升高,但游离甲状腺素升高不多,体内合成代谢增加,至孕晚期基础代谢率升高 15%—20%、基础代谢耗能约增加 0.63MJ/d(150kcal/d)。孕妇的甲状腺素不能通过胎盘,胎儿依赖自身合成的甲状腺素。妊娠期胰岛素分泌增多,循环血中胰岛素水平增加,使孕妇空腹血糖值低于非孕妇,但糖耐量试验时血糖增高幅度大且恢复延迟,导致糖耐量异常及妊娠糖尿发生率升高。

二、孕期营养作用

营养是人类维持生命、生长发育和健康的重要物质基础。国民营养计划(2017—2030年)指出,近年来我们人民生活水平不断提高,营养供给能力显著增强,国民营养健康状况明显改善,但仍面临居民营养不足和营养过剩并存、营养相关疾病多发、营养健康生活方式尚未普及等问题。孕妇对于营养的需求相比普通人更为严格,由于错误的营养观念或者妊娠期间的生理、心理变化影响,给孕妇直接或间接带来的妊娠健康问题依然高发。

孕期营养不良会影响胎儿的生长发育,出现生长迟缓等问题,严重时还可能导致流产、胎儿畸形、死胎等后果。孕期营养不良时,为了供应胎儿生长发育所需的营养,会调用母体更多的营养,如果母体的营养供给不足,孕妇极易发生缺铁性贫血、骨质疏松等问题。孕期营养过剩,易造成胎儿发育过快,形成巨大胎儿,进而引起孕妇分娩时产程延长或增加剖宫产率。营养过剩也是孕期体重增长过快的核心因素,此类孕妇的某些妊娠疾病(如妊娠期糖尿病、水潴留、妊高征等)发病风险较健康孕妇都有明显提升。

营养不只影响孕期的母儿健康,对于母儿近远期的健康都有至关重要的影响。妊娠期是生命早期1000天的起始阶段,胎儿阶段的健康是孩子一生健康的基础,高血压、糖尿病等慢性疾病与胎儿阶段的健康都有潜在联系。孕妇妊娠期的疾病可能延续到分娩后,例如患有妊娠期糖尿病的孕妇以后患糖尿病的概率明显提高。孕期通过合理的营养控制保持正常的体重增长,对于产后康复和体形的恢复也有重要意义。

三、孕期营养需求

妊娠期间,孕妇的各器官、系统都会发生或多或少的变化,为胎儿发育、分娩和哺乳后代做准备。子宫是胎儿发育的场所,妊娠期间子宫体积不断增大、血流量增加、子宫下段形成;乳房是分娩后哺育后代的器官,随着妊娠期间雌激素分泌的增多,乳房开始发育增大,为哺乳做准备;胎儿在妊娠期间不断发育,需要大量的营养物质供给;随着各个器官、系统的变化,孕妇的新陈代谢也在发生变化。为了适应身体在妊娠期间的变化,保证胎儿的正常发育和母体的健康,孕妇相比孕前需要进行营养结构的适当调整。

1. 能量

孕期的能量供给相比孕前主要是额外满足胎儿生长发育、妊娠相关组织发育以及母体储备的需要,这一过程在孕早期进展缓慢,自孕中期开始逐渐加快。根据《中国居民膳食营养素参考摄入量》(2013版),孕早期能量供给可与孕前平衡饮食的能量供给持平,孕中期需要额外增加300 kcal/d能量,孕晚期至分娩需要额外增加450 kcal/d能量。

2. 蛋白质

蛋白质是胎儿生长发育和妊娠相关组织发育的关键物质,孕早期蛋白质的供给可维持孕前水平,孕中期较孕前增加10 g/d,孕晚期较孕前增加25 g/d。孕中期可通过增加200 g/d的奶类和50 g/d动物性食物(鱼、禽、蛋、瘦肉)提供,孕晚期可通过增加200 g/d的奶类和125 g/d动物性食物(鱼、禽、蛋、瘦肉)提供。

3. 脂肪

脂肪对于人体也是不可或缺的营养成分,推荐脂肪摄入占总能量的20%—30%。不饱和脂肪酸相比饱和脂肪酸更有利于人体健康。饱和脂肪酸的摄入应小于总能量的10%。

4. 碳水化合物

碳水化合物是人体主要的供能物质,应占总能量供给的50%—65%。孕早期对于碳水化合物的要求比较严格,应特别关注碳水化合物的供给量。

5. 维生素

维生素是人体维持正常生理活动必需的营养成分,在人体生长、代谢、发育过程中发挥着重要的作用,也是胎儿生长发育必不可少的物质。妊娠期间,孕妇对部分维生素的需求量增加,需要额外补充,以防止维生素缺乏引起的胎儿发育问题。孕早期需要格外注意叶酸(维生素B_9)的补充,孕期叶酸应达到600 ugDFE/d,除通过食物获取叶酸外,可额外补充400 ugDFE/d的叶酸。

6. 微量元素与常量元素

微量元素(铁、碘、锌、硒等)与常量元素(钙、磷、钾、钠、镁等)像维生素一样,对于孕妇的正常生理活动以及胎儿的生长发育都有重要的作用,缺乏时会引起各类胎儿发育问题。

孕期对于铁、碘、钙的需求明显增加,需要格外注意营养补充。孕期由于血容量增加,在孕前铁摄入 20 mg/d 的基础上,孕中期和孕晚期推荐分别增加 4 mg/d、9 mg/d 的铁摄入;碘的补充除了食用碘盐外,建议多食用含碘丰富的海产品,以满足 200 ug/d 的摄入量要求;钙在孕前 800 mg/d 的基础上,孕中期和晚期分别增加 200 mg/d、400 mg/d 的摄入量。

7. 膳食纤维

膳食纤维作为一类特殊的营养物,与维持人体肠道功能、调节血糖、血脂有重要作用,还可以明显改善孕期多发的便秘等问题。膳食纤维主要通过粗杂粮和蔬菜、水果获得。

8. 水

孕期由于胎儿的需要及对羊水的补充,相比孕前需要增加水的摄入。孕期适宜饮水量为 1.7 L/d,综合食物中所含的水分,总水分摄入量推荐 3 L/d。

四、营养不良对孕妇和胎儿的影响

1. 孕期营养不良对胎儿的影响

(1) 对妊娠结局的影响

①低出生体重:低出生体重系指新生儿出生体重<2 500 g。低出生体重的影响因素很多,大致可归纳为以下几点:母亲孕期的体重增长与胎儿出生体重呈高度正相关,母亲体重偏轻,低出生体重儿发生率较高;孕期血浆总蛋白和白蛋白低者,发生低出生体重儿风险增高;贫血孕妇的低出生体重儿发生率较高;膳食因素中,孕期的能量摄入量与婴儿出生体重关系最密切,补充能量可增加新生儿的出生体重;吸烟、酗酒可能是低出生体重的一个因素。

②早产儿及小于胎龄儿:早产儿系指妊娠期少于 37 周即出生的婴儿。小于胎龄儿系指胎儿的大小与妊娠月份不符,即新生儿体重为该孕周应有体重的第 10 百分位数以下或低于平均体重 2 个标准差者。早产儿及小于胎龄儿均反映胎儿宫内发育迟缓(TUGR)。

③围生期婴儿死亡率增高:孕前或孕期营养不良影响母体的体重,妊娠母亲低体重或孕期低增重会增加子宫内胎儿的危险性。围生期胎儿死亡率、婴儿死亡率与新生儿出生低体重高度相关。此外,孕期肥胖妇女的剖宫产、术后并发症、低新生儿评分和巨大胎儿的围生期死亡的概率都增高。

④脑发育受损:妊娠期间营养不良,特别是孕末期母亲蛋白质摄入量不足,可影响胎儿神经细胞增殖和大脑发育,并影响到以后的智力发育。

⑤先天畸形:孕期某些营养素缺乏或过多可能导致胎儿先天畸形,如锌、维生素 A、叶酸等。孕早期叶酸缺乏,可导致胎儿神经管畸形。孕期摄入维生素 A 过多,尤其在妊娠初期,亦可导致先天畸形。

(2) 胎儿宫内生长发育迟缓与成年慢性病:大量的研究表明,孕期能量、蛋白质等营养素摄入不足,可导致胎儿宫内生长发育迟缓和低体重儿出生。流行病学研究发现,胎儿宫内生长发育迟缓与成年人心血管疾病、血脂代谢异常及糖代谢异常等慢性病有关。

2. 孕期营养不良对母体的影响

(1) 孕期营养不良可发生代谢改变或生理性代偿改变,母体动用自身营养以保证胎儿的生长发育,从而影响母体的健康。如缺铁引起的母体贫血,缺钙和维生素 D 导致母体骨质软化症等,是发展中国家及贫困地区常见的孕期并发症。孕期营养不良可致流产、早产及婴儿死亡率增加。调查发现,营养不良如贫血、低蛋白血症、缺钙是妊娠高血压综合征的重要因素。

(2) 孕期钙营养与骨密度研究表明,孕妇低钙摄入可能对母体骨密度造成不良影响。我国妇女生育年龄多集中在 25—32 岁,该时期正处于骨密度峰值形成期。育龄妇女应选择适当的年龄妊娠和哺乳,让妊娠和哺乳对骨密度的不良影响在骨峰值形成前得以改善和恢复。

(3) 孕期营养性贫血,包括缺铁性贫血及缺乏叶酸、维生素 B_{12} 引起的巨幼细胞贫血。缺铁性贫血发生率较高,除生理性贫血外,膳食铁主要来源于植物性食物,吸收率低,加上孕期母体对铁需要量增加,易患贫血。轻度贫血对孕妇影响不大,重度贫血可致贫血性心脏病。胎盘缺氧易发生妊娠高血压综合征或妊娠高血压综合征性心脏病。贫血还会降低孕产妇免疫力,易发生产褥感染,甚至危及生命。

五、孕期营养的评估与指导

1. 问诊

了解孕妇主诉,询问孕产史、现病史、既往史、家族病史等。

2. 体格检查

测量孕妇身高、体重,根据孕妇孕前体重计算孕前 BMI,绘制体重增长曲线图,评估孕妇体重增长情况。有条件的医院可以选择个体营养检测分析仪用于孕前及孕妇的膳食营养分析指导,同时检测孕妇体成分情况,生物电阻抗法、皮褶厚度法等体成分测量方法对孕妇安全无损伤,但是皮褶厚度法准确度一般,生物电阻抗法准确度更高。

3. 辅助检查

可根据孕妇其他的辅助检查结果综合分析孕妇的营养和健康状况,如血压、血常规、尿常规、生化检测、OGTT、骨密度、妊高征筛查等。

4. 膳食评估

通过不同方式的膳食评估可以了解孕妇的饮食情况,为后续营养指导提供依据,发现目前膳食中存在的问题,分析影响孕妇健康的营养因素,进行改善和预防。膳食评估可以通过 24 小时膳食回顾法、食物频率法、智能 AI 图像记录法进行较为全面的调查,也可以通过问卷形式调查孕妇营养中的关键要求是否符合,还可以对照图片化的食物、食谱进行较为方便的饮食结构调查。通过调查可以算出孕妇目前各种营养素的供给情况、三餐的供能比情况、不同类别食物的摄入情况等,从而科学地分析孕妇的膳食摄入情况。

5. 营养指导

根据孕妇的营养需求和供给状况,结合孕妇的临床表现,为孕妇出具营养处方,说明患者饮食的原则。为了患者更好地理解和执行处方,可以结合孕产妇饮食习惯,用食谱配餐和交换份的形式给患者出具一份具体的饮食方案。按照孕妇的营养要求,为孕妇出具带有具体食材重量的推荐食谱,供孕妇参考;配合交换份食谱,可以实现食材的便捷替换,满足孕妇食物多样化的要求。在推荐食谱和交换份食谱之外,还可以采用图片类型的食谱,形象地展示食谱方案。

6. 院外营养干预

通过院内问诊、体格检查等,以及饮食处方原则,结合地域性、用户饮食喜好等条件指导患者饮食。为了患者更好地执行,可以采用相应的膳食管理工具,如能够定性、定量分析用户饮食的智能餐具;充分利用互联网的形式对患者进行云端建档,通过拍照或图片录入等形式收集患者的每日饮食数据,进行饮食跟踪和调整,建立患者个性化饮食数据库,不断优化每日推荐食谱。

7. 复诊

孕妇复诊时可根据其记录的膳食数据、体重增长情况等数据评估孕妇近期情况,有妊娠期疾病的孕妇,还可能需要记录血压或者血糖等数据的变化情况。根据孕妇健康的改善情况,为孕妇调整营养方案。

六、孕期营养指南

1. 营养核心推荐

妊娠期营养对于母儿健康至关重要,积极调整和改善营养,才能适应妊娠期的生理变化,满足胎儿生长发育的需要。根据《中国居民膳食指南(2016)》核心推荐,健康的饮食需要做到:

(1)食物多样,谷类为主。

(2)吃动平衡,健康体重。

(3)多吃蔬果、奶类、大豆。

(4)适量吃鱼、禽、蛋、瘦肉。

(5)少盐少油,控糖限酒。

(6)杜绝浪费,兴新食尚。

由于孕期的特殊性,孕期妇女应在一般人群基础上补充5条关键推荐:

(1)补充叶酸,常吃含铁丰富的食物,选用碘盐。

(2)孕吐严重者,可少量多餐,保证摄入含必要量碳水化合物的食物。

(3)孕中晚期适量增加奶、鱼、禽、蛋、瘦肉的摄入。

(4)适量身体活动,维持孕期适宜增重。

(5)禁烟酒,愉快孕育新生命,积极准备母乳喂养。

2. 不同怀孕时期的饮食

平衡饮食为孕妇提供妊娠期需要的能量和各类营养物质,不同妊娠时期有不同的营养关键点。

(1)孕早期:常吃含叶酸丰富的食物,含叶酸丰富的食物有动物肝、蛋类、绿色蔬菜、豆类、水果、坚果等,每天保证摄入400g各种蔬菜,且新鲜绿叶蔬菜占一半以上,即可满足食物中叶酸供给的要求。由于食物中的叶酸利用率低,还需额外补充400 ugDFE/d的叶酸。常吃含铁丰富的食物,含铁丰富的食物有动物血、动物肝、瘦肉等,动物类食物中的铁吸收率明显高于植物类食物,普通情况下铁的补充通过食物即可,特别严重者再考虑通过补充剂补充。选用碘盐,且每周吃两次含碘丰富的海产品。早孕反应不明显者,可继续保持孕前的平衡膳食;孕吐严重者,以尽量摄入足量食物为目标,防止碳水化合物缺乏,可根据个人饮食习惯选择清淡适口易消化的食物,少食多餐,缓解早孕反应。

(2) 孕中晚期:增加奶、鱼、禽、蛋、瘦肉的摄入,从而满足孕期对于优质蛋白、铁、钙等营养物质的额外需求。孕中期宜增加奶摄入 200 g/d,鱼、禽、蛋、瘦肉共计 50 g/d 左右,孕晚期宜增加奶摄入 200 g/d,鱼、禽、蛋、瘦肉共计 125 g/d,见表 9 - 1。

表 9 - 1 孕中晚期一天的食物量

食物类别	孕中期摄入量	孕晚期摄入量
谷类	200—250 g	200—250 g
薯类	50 g	50 g
其中:全谷和杂豆	≥谷薯类 1/3	≥谷薯类 1/5
蔬菜类	300—500 g	300—500 g
其中:绿叶和红黄色等有色蔬菜	≥蔬菜类 1/2	≥蔬菜类 1/2
水果类	200—400 g	200—400 g
鱼禽蛋肉类(含动物内脏)	150—200 g	200—250 g
牛奶	300—500 g	300—500 g
大豆类	15 g	15 g
坚果	10 g	10 g
烹调油	25 g	25 g
食盐	6 g	6 g

参考来源:《中国居民膳食指南(2016)》

3. 孕期体重管理

孕期体重增长基本包含两个部分:一是妊娠产物的增长,包括胎儿、胎盘和羊水;二是母体组织的增长,包括子宫和乳腺的发育,以及脂肪和其他营养物质的积累。孕期体重的适宜增长,不仅对保证胎儿的生长发育、减少孕妇妊娠和分娩时的并发症风险有益,而且对产后母体体重恢复至孕前水平极为重要。孕期体重可以通过绘制增长曲线更加便捷形象地进行管理。美国 IOM 于 2009 年发布了孕期体重增长的推荐范围及增长速率,见表 9 - 2。

表 9 - 2 孕期适宜体重增长值及增长速率

孕前 BMI(kg/m²)	总增重范围(kg)	孕中晚期增重速率(kg/w)
消瘦 (<18.5)	12.5—18	0.51(0.44—0.58)
正常 (18.5—24.9)	11.5—16 (双胎 16.7—24.3)	0.43(0.35—0.50)
超重 (25.0—29.9)	7—11.5 (双胎 13.9—22.5)	0.28(0.23—0.33)
肥胖 (≥30)	5—9 (双胎 11.3—18.9)	0.22(0.17—0.27)

参考来源:美国 IOM 2009

七、妊娠期疾病与营养

妊娠期间,母体为适应胎儿的生长发育,在生理上发生极大变化,当母体无法适应这种变化或者受到各种外界因素干扰时,则可能出现各类妊娠疾病或胎儿发育问题。妊娠期糖尿病、妊高征、妊娠剧吐、贫血等都是妊娠期相对多发的疾病,如果不能及时有效的干预,可能对母儿健康造成极大危害。营养作为最重要的环境因素之一,对于妊娠期疾病的干预和辅助治疗有极为重要的意义。

1. 妊娠期糖尿病

妊娠期糖尿病对母儿均有较大的危害,如不及时干预极易引起不良妊娠结局,同时对于母儿远期的健康也有较大影响,例如 GDM 患者将来患 2 型糖尿病的概率明显增加。通过营养手段辅助,大部分 GDM 患者的血糖可以控制在正常范围,降低或减少胰岛素及药物的使用,保障母儿健康。

妊娠期糖尿病需要控制饮食中总能量和碳水化合物的摄入,总能量可以根据孕前 BMI、标准体重,以及目前的孕期体重增长情况综合计算,碳水化合物宜占食物总供能的 50%—60%。妊娠期糖尿病孕妇食物的选择很重要,主食宜粗细搭配,全谷(粗粮)杂粮应占到一天谷物的 1/3—1/2;肉类多选择瘦肉,减少饱和脂肪酸的摄入;奶类以低脂牛奶为佳;蔬菜减少土豆等高 GI 食物的摄入;水果挑选要慎重,挑选偏"青"和"生"的水果,不宜食用含糖量较高的食物,如香蕉、芒果、哈密瓜等;油类选择不饱和脂肪酸含量高的植物油,不宜选用动物油;多食富含膳食纤维的食物。妊娠期糖尿病孕妇食物的制作也很重要,食物宜干不宜湿,食材宜整不宜碎。

2. 妊高征

妊高征的发病机制至今不明,但是营养确为妊高征预防和治疗的重要手段。妊高征孕妇宜增加优质蛋白质食物以及含钙丰富食物的摄入,减少饱和脂肪酸的摄入,避免盐摄入过量,但是不宜过于严格的限制食盐。

八、运动、睡眠与孕期营养

1. 运动与孕期营养

人在运动时肌肉消耗的能量显著增加,体力活动带来的能量消耗一般占人体能量消耗的 15%—30%,故运动情况对于孕期的营养评估和推荐也有相当大的影响。一般推荐孕妇在孕中、晚期每天进行 30 分钟中等强度的身体活动。根据孕妇运动情况的不同,可以为孕妇推荐不同能量的营养方案。

2. 睡眠与孕期营养

好睡眠是好孕的必要条件。人体的激素对于调节睡眠有重要作用,营养可以影响激素分泌,从而改善睡眠。血清素也被称为快乐荷尔蒙,通过饮食适量提高血清素含量可以让人镇静,减少急躁情绪,带来愉悦感和幸福感,带给人更多快乐,改善睡眠。血清素可以进一步在人体中合成褪黑素,褪黑素可以促进睡眠,调节生理时钟。血清素由必需氨基酸——色氨酸经过一连串的反应而来,色氨酸是一种人体无法合成、必须经由饮食摄取的氨基酸,所以提供充足的原料色氨酸,才有机会产生血清素,这当中的过程还需要维生素B6、叶酸以及其他营养素的协助。

选择好的食物,多元摄取色氨酸含量丰富的食物,保证足量优质的碳水化合物,提高不饱和脂肪酸摄入比例,增加 B 群维生素摄入,更容易获得优质睡眠。

对于孕妇睡眠的监测评估,除了在医院进行评估外,还可以采用带有血氧探头的睡眠监测手环在家庭中监测,其既可以获得完整的睡眠数据,又不会因为有复杂设备监测干扰孕妇的正常睡眠。

第二节　产后营养

一、产后营养的作用

产后女性是一个特殊的群体,其经历分娩时有较大的身体损耗,还可能存在组织或器官的损伤,多数女性产后还需要通过母乳喂养哺育下一代,同时越来越多的女性更加关注体重和体形的恢复。产后康复与保健对于女性近远期的身心健康、生活质量以及母乳喂养都有非常大的影响。营养干预作为产后康复与保健中极其重要的一项,对于产后的身体调理、恢复及顺利母乳喂养有重要作用。

营养是必不可少的生存因素,充足的营养供给提供了身体修复所需的基本物质,蛋白质、各类维生素和微量、常量元素等都是身体细胞组织再生和修复的必要物质基础。饮食中的营养除了提供产后康复的基础物质保障外,某些成分还具备改善疾病或症状的功效。母乳中的营养物质都是直接或者间接从母体的营养中获得的,合理的营养可以维持母乳营养的均衡,保证母乳的分泌量,从而为下一代的生长发育提供充足的营养,此外母体的饮食习惯还可能影响到子代的膳食结构。

二、产后营养状况对乳汁营养成分的影响

良好的乳母营养供给是为了保证乳汁的正常分泌及维持乳汁质量的相对恒定。

1. 能量

哺乳期身体对能量的需要增加。产后 1 个月,内乳汁分泌不多,每日约 500 ml,故乳母的膳食能量适当供给即可;至 3 个月后,每日泌乳量增加到 750—850 ml,对能量的需求增高。乳母合成 1 L 的乳汁约需要 3760 kJ(900 kcal)的能量,因为每升乳汁含能量 2 920 kJ(700 kcal),机体转化乳汁的效率约为 80%,故约需 3 760 kJ(900 kcal)才能合成 1 L 的乳汁。妇女在正常怀孕条件下,其脂肪储备可为泌乳提供约 1/3 的能量,但是另外的 2/3 需要由膳食来提供。

2013 版《中国居民膳食营养素参考摄入量》建议乳母每日能量需要量在正常成年妇女的基础上每日增加 2.1 MJ(500 kcal),轻体力劳动的哺乳期妇女应摄入能量 9.63 MJ

(2 300 kcal)/d,蛋白质、脂肪、碳水化合物的供热比分别为 13%—15%、20%—30%、50%—65%。衡量乳母摄入的能量是否充足,可根据母乳量和母亲体重来判断。

2. 蛋白质

乳母的蛋白质营养状况对乳汁分泌能力的影响很大。供给乳母足量、优质的蛋白质非常重要,如果膳食中蛋白质的质和量不理想,会使乳汁分泌量减少,并影响到乳汁中蛋白质氨基酸的组成。人乳蛋白质平均含量为 1.2 g/100 mL,正常情况下每日泌乳量约为 750 mL,所含蛋白质为 9 g 左右,但是母体内膳食蛋白质转变为乳汁蛋白质的有效率约为 70%,故分泌 750 mL 的乳汁需要消耗膳食蛋白质 13 g。如果膳食蛋白质的生理价值不高,则转变成乳汁蛋白质的效率更低。中国营养学会建议乳母应每日增加蛋白质 25 g,达到每日 80 g。牛肉、鸡蛋、肝和肾等富含优质蛋白。

3. 脂肪

母乳中脂肪含量受婴儿吮吸的影响而发生变化,所以每次哺乳过程中后段乳中脂肪含量比前段乳的含量高,这样有利于控制婴儿的食欲。乳母能量的摄入和消耗相等时,乳汁中脂肪酸与膳食脂肪酸的组成相似,乳汁中脂肪含量与乳母膳食脂肪的摄入量有关。脂类与婴儿的脑发育有密切关系,尤其是其中的长链多不饱和脂肪酸,如 DHA 对中枢神经的发育特别重要,脂溶性维生素的吸收也需要脂类,所以乳母的膳食中要有适量的脂类,并且动物性与植物性脂肪应适当搭配。目前我国乳母脂肪推荐与成人相同,膳食脂肪可接受范围(AMDR)为 20%—30%。

4. 碳水化合物

建议乳母碳水化合物能量占膳食总能量的 50%—65%。

5. 矿物质

(1) 钙:人乳中钙含量比较稳定,一般为 34 mg/100 mL。乳母钙的需要量是指维持母体钙平衡的量和乳汁分泌所需钙量之和。为了保证乳汁中钙含量的稳定及母体钙平衡,应增加乳母钙的摄入量。乳母膳食钙推荐摄入量(RNI)为 1000 mg/d,可耐受的最高摄入量为 2 000 mg/d。通过日常膳食很难达到上述参考摄入量,需要增加奶类及其奶制品的摄入量,还要多注意选用富含钙的食物等,也可以在保健医师的指导下适量补充钙剂。此外,还要注意补充维生素 D(多晒太阳或服用鱼肝油等),以促进钙的吸收和利用。

(2) 铁:尽管母乳中铁含量极少,仅为 0.05 mg/100 mL,但为防止乳母发生营养性贫血,应注意铁的补充。由于食物中铁的利用率较低,特别是植物性食物来源的铁,故应多摄入肝脏、动物血等富含铁的食物。乳母膳食铁的 RNI 为 24 mg/d,可耐受最高摄入量为 42 mg/d。对患贫血的乳母,除了摄入充足的膳食铁外,还应补充铁剂以改善缺铁性贫血。

(3) 锌:锌与婴儿生长发育及免疫功能有密切关系,也有助于增加乳母对蛋白质的吸收和利用。乳汁中的锌含量受乳母膳食锌摄入量的影响,乳母膳食锌的推荐摄入量(RND)为 12 mg/d,可耐受最高摄入量为 40 mg/d。

(4) 碘:由于乳母的基础代谢率和能量消耗增加,碘的摄入量也要随之增加。乳汁中碘含量高于母体血浆中碘的浓度,乳母摄入的碘可很快进入母乳中。我国营养学会建议乳母膳食碘的 RNI 为 240 μg/d,可耐受最高摄入量为 600 ug/d。多吃海带、紫菜等海产品可增加碘的摄入量。

6. 维生素

(1) 维生素 A:通过膳食补充维生素 A 可使乳汁中维生素 A 含量提高数倍。但是乳母膳食中维生素 A 转移到乳汁中的数量有一定限度,超过一定限度则乳汁中维生素 A 的含量将不再按比例增加。乳母维生素 A 的膳食推荐摄入量为 1300 μgRAE/d,可耐受最高摄入量为 3 000 μgRAE/d。为预防膳食中维生素 A 摄入不足,乳母应注意膳食的合理调配,多选食肝脏等富含维生素 A 的食物。

(2) 维生素 D:由于维生素 D 几乎不能通过乳腺,故母乳中维生素 D 的含量很低。乳母膳食维生素 D 的推荐摄入量(RNI)为 10 μg/d,可耐受最高摄入量为 50 μg/d。由于我国日常膳食中富含维生素 D 的食物很少,建议多进行户外活动来改善维生素 D 的营养状况以促进膳食钙的吸收,必要时可补充维生素 D 制剂,但是要在医师的指导下服用,因为补充维生素 D 过量也会有害。

(3) 维生素 E:有促进乳汁分泌的作用,乳母膳食维生素 E 适宜摄入量为 17 mg α-生育酚当量/d,UL 值为 700 mg α-生育酚当量/d。摄入植物油,特别是豆油、葵花子油以及豆类能提供较多维生素 E。

(4) 维生素 B_1:母乳中硫胺素含量平均为 0.02 mg/100 mL。不论乳母的营养状况如何,补充硫胺素后,乳汁中含量明显增高。已证明该种维生素能够改善乳母的食欲和促进乳汁分泌。如果乳母的膳食中缺乏维生素 B_1,就会导致乳汁中缺乏维生素 B_1,严重时可使母乳喂养的婴儿发生婴儿型脚气病。乳母膳食维生素 B_1 的推荐摄入量(RNI)为 1.5 mg/d,应增加富含维生素 B_1 的食物摄入量,如多吃瘦猪肉、粗粮和豆类等。

(5) 维生素 B_2:母乳中维生素 B_2 的含量平均为 0.03 mg/100 mL。维生素 B_2 与维生素 B_1 相似,乳汁中的浓度可反映乳母的膳食摄入情况,如果给乳母补充维生素 B_2,则乳汁中维生素 B_2 的含量就会显著增加。乳母膳食维生素 B_2 推荐摄入量(RNI)为 1.5mg/d。多吃肝、奶、蛋及蘑菇、紫菜等食物可改善维生素 B_2 的营养状况。

(6) 烟酸:乳母膳食烟酸推荐摄入量(RNI)为 15 mg/d,通过膳食的合理搭配通常能够满足需要,烟酸的可耐受最高摄入量为 35 mg/d。

(7) 叶酸:乳母的叶酸需要量高于非孕的妇女,给营养不良的母亲补充叶酸可增加乳汁中叶酸含量,但是对营养状况良好的乳母则无此效果。膳食叶酸参考摄入量(RNI)为 550 μg 叶酸当量/d,可耐受最高摄入量为 1 000 μg 叶酸当量/d。

(8) 维生素 C:据世界卫生组织报告,全球平均母乳中维生素 C 的含量为 5.2 mg/100 mL。母乳中维生素 C 浓度有明显的季节性波动。我国建议乳母维生素 C 推荐摄入量为 150 mg/d,可耐受最高摄入量 2 000 mg/d。经常吃新鲜蔬菜与水果,特别是鲜枣与柑橘类,容易满足维生素 C 的需要。

7. 水分

乳母每天摄入的水量与乳汁分泌量有密切关系。水分不足时会使乳汁分泌量减少,所以乳母每天应多喝水,多吃流质的食物如肉汤、各种粥等,用以补充乳汁中的水分。乳母饮水适宜摄入量(AID)为 2.1 L/d,总水分适宜摄入量为 3.8 L/d。

表 9-3 哺乳期母体微量营养素缺乏和补充对母乳和婴儿微量营养素状况的影响

营养素	正常母乳中浓度	母体缺乏对母乳中含量的影响	母体缺乏对婴儿的影响	母体补充对母乳中含量的影响	母体补充对婴儿的影响
维生素 A (μgRE/L)	500	降低至 170—500	低血清视黄醇,耗竭	升高	大剂量补充后,血清视黄醇升高,肝脏储备用于 2—3 个月
维生素 D (μg/L)	0.55	降低至 0.25	依赖于紫外线暴露,佝偻病危险增加	升高	如剂量 > 2 500 IU/d,血清 25-羟胆骨化醇升高
维生素 B_1 (mg/L)	0.21	降低至 0.11	维生素 B_1 缺乏症	升高至正常	婴儿维生素 B_1 缺乏病发病率降低
维生素 B_2 (mg/L)	0.35	降低至 0.2	红细胞谷胱甘肽还原酶活性系数升高	升高	乳母和婴儿红细胞谷胱甘肽还原酶活性系数降低
维生素 B_6 (mg/L)	0.93	降低至 0.9	神经问题	升高	神经问题降低
叶酸(μg/L)	85	无变化	未知	升高	无,但母亲状况降低
维生素 B_{12} (mg/L)	0.97	降低至 <0.5	尿甲基丙二酸升高,神经问题,发育迟缓	升高	尿甲基丙二酸降低
维生素 C (mg/L)	40	降低至 25	未知	升高(微)	未知
钙(mg/L)	280	215	骨矿物质降低,但相对于宫内对产后影响不清楚	升高	无
铁(mg/L)	0.3	无变化	无	无	无
锌(mg/L)	1.2	无变化	无	无	无
铜(mg/L)	0.25	无变化	无	无	无
碘(mg/L)	110	无变化/轻度降低	不确定,妊娠期缺乏对胎儿有重要影响	升高	未知
硒(mg/L)	20	降低至 ≤10	血浆和红细胞含量降低	升高	未知

乳母的营养状况对乳汁中营养成分有一定的影响,特别当营养素摄入量变动范围较大时,影响更明显。表 9-3 列出了哺乳期母体微量营养素缺乏和补充后对母乳、婴儿微量营养素状况的影响。

三、产后营养需求

产后女性的营养既要逐步补充妊娠、分娩时的损耗,又要促进盆底等器官、系统的恢复,还要考虑体重、体形的恢复,同时母乳喂养的女性还要额外补充营养,以满足乳汁分泌的营养需求。

1. 产后不同阶段的营养需求

从分娩到整个产后康复的周期中,由于身体状态不断变化,营养的需求也在不断变化。分娩后一两天内,产妇胃肠功能较差,应以清淡流食为主;分娩后一周,补充营养丰富易消化的食物;分娩后两周,可开始进食催乳食物,适应孩子日益增大的吃奶量;分娩后三周,均衡营养,补血、补钙、补蛋白;分娩后四周,荤素搭配,均衡饮食;分娩一个月后,根据哺乳情况和产后康复目标,针对性调整饮食。

2. 不同分娩方式的营养需求

剖宫产和自然分娩的产妇在营养需求上有所区分,尤其在分娩后最初的几天。自然分娩产妇在分娩当天即可进食易消化流质食物,并逐步向自然饮食过渡;剖宫产产妇术后 24 小时内禁食,24 小时以后胃肠功能恢复时再给予流食 1 天,情况好转后给予半流食 1—2 天,再转为普通膳食。剖宫产产妇乳汁分泌时间会比顺产的产妇晚 10 小时左右。

3. 不同喂养方式的营养需求

母乳喂养对于产妇和孩子都有诸多好处,故推荐母乳喂养。母乳喂养时,产妇营养需求会比怀孕前更高,能量上相比孕前要高 500 kcal/d,蛋白质、钙等营养成分的推荐摄入量也比孕前高,但是考虑到产妇第一个月尤其是前一周的运动量相对较少,故可以根据产妇的身体活动情况酌减能量摄入。对于非母乳喂养的产妇,相比孕前无须增加食物的摄入量。混合喂养方式的产妇可以根据需求选择不同的食物催乳或者减少乳汁分泌。

四、产后营养的评估和指导

1. 问诊

了解产妇主诉,询问孕产史、喂养方式等。

2. 体格检查

测量产妇身高、体重,了解孕妇孕前体重、分娩前体重,可辅以体成分检测以方便进行体脂管理。

3. 辅助检查

对产妇进行盆底疾病筛查、母乳分析等检查,为营养指导提供更多辅助数据。

4. 膳食评估

通过不同方式的膳食评估可以了解产妇的饮食情况,发现目前膳食中存在的问题,分析影响孕妇健康的营养因素,及时改善和预防,并为后续营养指导提供依据。膳食评估可以通过 24 小时膳食回顾法、食物频率法、智能 AI 图像记录法进行较为全面的调查,也可以对照图片化的食物、食谱进行较为方便的饮食结构调查。通过调查可以了解产妇目前各种营养素的供给情况、三餐的供能比情况、不同类别食物的摄入情况等,从而科学地分析产妇的膳食摄入情况。

5. 营养指导

根据产妇的营养需求和供给状况,结合产妇的临床表现、喂养方式等,为其出具保健或疾病干预的营养方案(表 9-4),可针对不同的营养重点(如催乳、体重控制),结合产妇饮食习惯,出具具体的推荐食谱,同时配合交换份食谱,实现食物的等量替换。

表 9-4　普通乳母食谱举例

餐次	食物	重量(g)	原料明细(g)
早餐	大米粥	50	香大米:50
	煮鸡蛋	60	鸡蛋(白皮):60
	小花卷	50	小麦粉(标准粉):50
	拌菠菜	105	菠菜(赤根菜):100　芝麻油(香油):5
早点	牛奶	250	牛乳:250
	煲苹果	150	苹果:150
午餐	米饭	130	籼米(标一):130
	清炒西兰花	154	西兰花[绿菜花]:150　花生油:4
	胡萝卜炒鸡丝	153	胡萝卜(红)[金笋,丁香萝卜]:100　鸡胸脯肉[鸡肉]:50　花生油:3
	猪蹄香菇汤	103	猪蹄:80　香菇(鲜)[香蕈,冬菇]:20　花生油:3
午点	红糖小米粥	35	红糖:5　小米:30
	橙子	150	橙:150
晚餐	米饭	120	籼米(标一):120
	清炒油麦菜	103	生菜(牛俐)[油麦菜]:100　花生油:3
	肉片腐竹黄瓜	134	猪肉(瘦):30　腐竹:40　黄瓜(鲜)[胡瓜]:60　花生油:4
	海带肉丝汤	103	海带(浸)[江白菜,昆布]:60　猪肉(瘦):40　花生油:3
晚点	牛奶	250	牛乳:250

6. 院外营养干预

通过院内问诊、体格检查等,以及饮食处方原则,结合地域性、用户饮食喜好等条件指导患者饮食。为了患者更好地执行,可以采用相应的膳食管理工具,如能够定性、定量分析用户饮食的智能餐具;充分利用互联网的形式对患者进行云端建档,通过拍照或配合图片录入等形式收集患者的每日饮食数据,进行饮食跟踪和调整,建立患者个性化饮食数据库,不断优化每日推荐食谱。

7. 复诊

产妇复诊时，根据其营养改善效果（如促进泌乳情况、体重控制情况）进行营养方案的调整。如果营养干预不明显，可对营养方案的推荐食谱中的食物种类或数量进行调整，也可对食谱提供的总能量进行调整。营养的持续宣教和干预非常重要，可以建立线上宣教和干预的途径。

五、产后营养指南

产后女性需要均衡的营养补充身体损耗，调节身体机能，哺育下一代，并逐步恢复孕前体重。

1. 哺乳期女性核心推荐

根据《中国居民膳食指南（2016）》核心推荐，哺乳期女性膳食指南在一般人群膳食指南基础上：

（1）增加富含优质蛋白质及维生素 A 的动物性食物和海产品，选用碘盐（表 9-5）。

（2）产褥期食物多样不过量，重视整个哺乳期的营养。

（3）愉悦心情，充足睡眠，促进乳汁分泌。

（4）坚持哺乳，适度运动，逐步恢复适宜体重。

（5）忌烟酒，避免浓茶和咖啡。

表 9-5　重点强化营养成分的食物来源

营养素	代表食物
优质蛋白质	鱼、禽、蛋、瘦肉，大豆及其制品
碘	碘盐、海产品
长链多不饱和脂肪酸	深海鱼、贝类
维生素 A	动物肝脏、蛋黄
钙	牛奶、豆腐、芝麻酱
铁	瘦肉、动物血

2. 产褥期营养推荐

（1）自然分娩：产妇在分娩过程中耗费了大量体力和营养，分娩后的前两天胃肠功能还未完全恢复，肠胃蠕动缓慢，不适宜大量进补和催奶。自然分娩的孕妇前两天可以选择清淡易消化的食物，如面片、挂面、粥、煮鸡蛋、煮烂的肉菜等。分娩两天后，胃肠功能基本恢复，可以逐步向正常饮食过渡，但是依然要选择易消化的食物。该阶段，乳汁已经开始分泌，需要在普通饮食基础上，增加营养的摄入，汤类的摄入比例要提高。产后第二周，孩子的吃奶量增加很快，可以通过食物促进乳汁分泌，多吃富含优质蛋白的食物，如鱼、禽、蛋、瘦肉、豆制品等，猪蹄汤、鲫鱼汤适宜催乳，但是应注意不能只喝汤，炖汤中大部分营养依然存在于食材中。产后第三周，身体基本已经摆脱了分娩带来的影响，可以均衡地补充各类营养成分，主食粗细搭配、肉蛋鱼适量增加、蔬菜水果选择性食用（推荐海带、莴笋、莲藕、苹果、红枣、桂圆等），汤类必不可少。产后第四周，已经一只脚迈出产褥期，为了保证乳汁的分泌，依然需要保证高蛋白食物的摄入，同时注意食不过量，避免因为营养过剩引起产后体重不减反增。

（2）剖宫产：剖宫产产妇第一天禁食，但是为了尽快排气，产后 6 小时以后可以喝少量萝卜汤等有排气功效的汤。禁食一天后，肠道功能逐步恢复，排气后才可以进食易消化的流食，但是要禁用牛奶、豆浆等易胀气的食物，避免体内气体过多影响伤口愈合与胃肠功能的恢复。胃肠功能好转后，可从半流食开始向正常饮食过渡。如长时间无法排气，需及时检查原因。产后一周内，剖宫产产妇的胃肠功能都很低下，要格外注意不要进食难以消化的食物，汤粥类占的比例相对大一些，为了促进伤口恢复，可注意补充维生素 C。产后第二周，产妇肠胃功能好转，胃口也变得越来越好，在调理身体时可重点增加铁和优质蛋白的摄入，以补充剖宫产过程中流失的大量血液。产后第三周开始，剖宫产产妇与自然分娩产妇的差别越来越小，可以增加饮食中食物的种类，从而使营养素的摄入更加全面。

3. 产后体重控制

当人体的能量摄入远大于消耗时，过多的营养物质就会转化成脂肪等人体组织储存在体内，妊娠期间女性体内会储备必要的脂肪，以应对产后母乳喂养的需要。对于大部分产妇来说，产后体重恢复至孕前水平都是一个循序渐进的过程，在这个过程中，食不过量是最基本的要求。在产后康复特别是产褥期的调理过程中，除满足自身及母乳喂养的营养需求外，尽量不要摄入过多的营养物质，以免造成体重的快速增长。

母乳喂养和非母乳喂养的产妇，能量需要量的计算有所区别，母乳喂养相比非母乳喂养要多 500 kcal/d 的能量消耗。轻体力活动的产妇若是母乳喂养，可摄入 2 300 kcal/d 能量的食物，而非母乳喂养只需摄入 1 800 kcal/d 的食物。针对个体进行能量的计算时，可以按照标准体重乘以单位体重的能量需要量计算，也可以按照基础代谢乘以 PAL 计算。

计划减肥的产妇如果是母乳喂养，至少要等到分娩 6—8 周后再进行；如果是非母乳喂养可适当提前，但是也不建议产褥期节食减肥。

母乳喂养的产妇减肥的首要前提是不影响乳汁的分泌，这就需要在控制饮食摄入时循序渐进，根据身体感受及时调整。在控制能量的摄入时，各类营养成分依然要供应充足，比例合理，适当减少饱和脂肪酸含量较高的食物的摄入，增加粗、杂粮占主食的比例，常吃富含膳食纤维的食物，促进胃肠蠕动。

4. 营养与盆底康复

相当数量的盆底疾病都与盆底肌损伤或功能减退有关，通过 Kegel 运动、腹式呼吸等持续锻炼盆底肌，或者采用脉冲磁刺激、电刺激等方式治疗，都可以康复或缓解盆底疾病。盆底肌的收缩是由肌细胞中的肌原纤维收缩引起的，其收缩的能量来源是每日饮食中的碳水化合物、蛋白质、脂肪。肌细胞的合成和修复也离不开蛋白质、维生素、无机盐等各类营养成分。合理的营养供应可以为盆底肌锻炼提供能源，也是盆底肌细胞修复的必要物质基础。

盆底康复过程中的营养供给应该符合如下标准：

（1）保证充足的能量供给，摄入足量的优质碳水化合物。

（2）增加饮食中优质蛋白的摄入，提供肌细胞合成与修复的必要原料。

（3）保证食物多样性，均衡摄入各类维生素和微量、常量元素，尤其注意提高维生素 C 等有利伤口愈合的食物的摄入。

（4）主食粗细搭配，增加膳食纤维含量丰富的蔬菜、水果的摄入，改善胃肠功能，防止肛肠疾病对盆底的影响。

六、睡眠、心理与产后营养

1. 睡眠与产后营养

受到孩子的影响，大部分产妇睡眠质量相比平时都明显下降，但良好的睡眠有助于产后康复。提高产妇的入睡效率，改善其在有限时间内的睡眠质量是帮助产妇获得好睡眠的关键。

人体的睡眠节律受到基因、褪黑素等多种因素的调节和控制，通过促进褪黑素的分泌可以帮助人体更快进入睡眠，提高睡眠质量。褪黑素的合成以色氨酸为主要基础材料，受到 B 族维生素、钾、钙、镁等多种营养素的调节，优质碳水化合物的供应以及不饱和脂肪酸的比例也对合成有积极的意义。产妇若想获得良好睡眠可以增加色氨酸含量丰富的食物的摄入，如牛奶、坚果、豆制品等，还需要增加主食中的粗粮，多吃含 B 族维生素、钾、钙、镁含量丰富的食物。

人的睡眠是 REM 睡眠和非 REM 睡眠两种状态交互的过程，每个周期一般为 90 分钟左右，按照睡眠周期的倍数睡觉有利于改善睡眠。晚上入睡的第一个周期对于整晚的休息最为重要，产妇可以合理安排时间，尽量避免睡眠的前 100 分钟受到孩子打扰。

2. 心理与产后营养

高达 85％的母亲有产后情绪低落，大约 10％—20％的产后情绪低落会发展成为产后抑郁。营养对于产后抑郁等心理疾病有辅助治疗的作用。

在人体中有两种与心理状态密切相关的激素：一为血清素，血清素是一种可以带来愉悦感和幸福感的激素；一为多巴胺，多巴胺被称为"快乐的物质"，是一种能带来能量核动力的神经传导物质。营养干预可以促进血清素与多巴胺的分泌，进而调节情绪，改善产后抑郁等心理问题。

（1）血清素：色氨酸是一种氨基酸，被肠胃吸收后进入大脑，随后转变为 5-羟基色氨，并最终转换成血清素，在血清素的转换过程中需要足够的维生素 B_3、维生素 B_6、微量元素锌及镁等的参与。肉类和坚果等色氨酸含量丰富的食物可以提高大脑的血清素水平，从而对产后心理产生积极影响。

（2）多巴胺：酪氨酸可由饮食蛋白提供，或由苯丙氨酸经肝脏苯丙氨酸羟化酶转换而成，再经氨基酸转运体入脑。多巴胺神经元经胞浆酪氨酸羟化酶转换成二氢苯丙氨酸（左旋多巴），再由芳香氨基酸脱羧化酶（多巴脱羧化酶）转换成多巴胺。多巴胺在人体内由酪氨酸合成。杏仁、鳄梨、香蕉、低脂奶制品、芝麻籽和南瓜子等酪氨酸含量丰富，有助于大脑分泌更多的多巴胺。

第十章　产后传统中医康复

第一节　概　论

孕妇分娩是一个持续时间较长的体力消耗过程,产妇从胎盘娩出至全身各器官除乳腺外恢复至孕前状态需要一段时期,中医称产后,亦称"产褥期",古人有"弥月为期""百日为度"之说,俗称"小满月"与"大满月",即产后一月(弥月)为小满月,产后三月(百日)为大满月,这段时间是产妇康复的关键时期。因"产后百节空虚",若起居不慎,调摄失当,均可致气血不调,营卫失和,脏腑功能失常,冲任损伤,而变生产后诸疾。

为此,传统中医特别重视产后调护在康复中的作用,要求整个产褥期应做到:居室宜寒温适宜,空气流通,阳光充足,不宜一直关门闭户;衣着宜温凉合适,以防外感风寒或中暑;饮食宜清淡,富含营养而易消化,不宜过食生冷辛辣和肥腻煎炒之品,以免内伤脾胃;宜睡眠充足,适量运动,劳逸结合,以免耗气伤血;心情宜轻松舒畅,不宜悲恐抑郁太过,以防情志伤人;产后百日内,不宜交合,勿为房事所伤;尤宜保持外阴清洁卫生,以防病邪乘虚入侵,发为"产后病"。

产后病即产褥期内发生的与分娩或产褥有关的疾病,其病因病机可归纳为四个方面:一是亡血伤津。由于分娩用力、出汗、产创和出血,而使阴血暴亡、虚阳浮散、变生他病,易致产后血晕、产后痉病、产后发热、产后大便难、产后小便淋痛、产后血劳等。二是元气受损。若产程过长,产时用力耗气,或产后操劳过早、过度,或失血过多,气随血耗而致气虚、气化失司或气虚失摄、冲任不固,可致产后小便不通、恶露不绝、产后乳汁自出、产后汗症、产后发热、产后血劳等。三是瘀血内阻。分娩创伤,脉络受损,血溢脉外,离经成瘀。产后百节空虚,感受寒热之邪,寒凝热灼成瘀;或胞衣、胎盘残留,瘀血内阻,败血为病,可致产后腹痛、产后发热、产后恶露不绝、产后抑郁等。四是外感六淫或饮食房劳所伤。产后元气、津血俱伤,腠理疏松,易受外邪入侵致产后发热、恶露不绝、产后身痛等等。

总而言之,产后亡血伤津、元气受损、瘀血内阻,形成产后病"多虚多瘀"的病机特点,是产后病发生的基础和内因。

产后病的诊断,需在应用四诊采集病史、体征资料,进行八纲、脏腑、气血辨证之时,根据新产后的生理、病因病机特点进行"三审"。先审小腹痛与不痛,以辨有无恶露停滞;次审大便通与不通,以验津液的盛衰;再审乳汁的行与不行和饮食多少,以察胃气的强弱。同时还应根据病证,了解产妇体质及产前、产时、产后情况,参以脉证,必要时配合妇科检查及相应的实验室检查、辅助检查进行全面综合的分析,才能做出正确的诊断。

产后病的治疗,应根据产后病"多虚多瘀"的特点,坚持"勿拘于产后,亦勿忘于产后"的原则,临证时须细心体察,结合病情进行辨证论治。常用的具体治法有补虚化瘀、清热解毒、益气固表、调理肾肝脾等。补虚化瘀,以补益气血为主尤其是补血,佐以化瘀,庶使瘀去血生;清热解毒,以清泄产后感染邪毒为主,佐以凉血化瘀,务使邪毒不入营血,而无邪陷心包之虞;益气固表,以补肺健脾为主,佐以调和营卫,使之充皮毛、实腠理,而无"百脉空虚""腠理疏松"之伤;调理肾肝脾,以顺应和恢复肾肝脾各自功能为主,佐以调和气血,疗产后诸虚百损、损伤脏腑之疾,而无产后抑郁、产后血劳之苦。选方用药,又须照顾气血,行气勿过于耗散,化瘀勿过于攻逐,时时顾护胃气,消导必兼扶脾,寒证不宜过用温燥,热证不宜过用寒凉,解表不过于发汗,攻里不过于削伐。注意产后用药"三禁",即禁大汗以防亡阳,禁峻下以防亡阴,禁通利小便以防亡津液。

综上所述,传统中医在产妇调护与产后病的预防诊治方面有其独到见解,对促进产妇及时康复具有积极意义。本章就产后恶露不绝、产后缺乳、产后汗证、产后小便不通、产后身痛、阴挺、阴吹、产后抑郁等产后常见疾病的传统中医方法诊治进行分述。

第二节　产后疾病的中医治疗

一、产后恶露不绝

1. 定义

产后血性恶露持续 10 天以上仍淋漓不尽,或恶露持续三周以上未净者,称"产后恶露不绝",又称"恶露不尽""恶露不止"。西医学产后子宫复旧不全、晚期产后出血与本病可互参。

2. 诊断

该病的主要病机是冲任为病,气血运行失常。通过望、闻、问、切四诊合参,结合西医影像、检验等辅助检查手段,收集临床资料进行辨证,从恶露的量、色、质、气、味等辨其寒、热、虚、实。主要分为气虚、血瘀、血热三个证型。

(1)气虚证主要证候:恶露过期不尽,量多,色淡,质稀,无臭气;面色白,神疲懒言,四肢无力,小腹空坠;舌质淡,苔薄白,脉细弱。

(2)血瘀证主要证候:恶露淋漓,过期不尽,量时少时多,色暗有块,小腹疼痛拒按,块下痛缓。舌紫黯或边有瘀点,脉沉涩。

(3)血热证主要证候:偏虚热者,恶露过期不止,量多色红,质黏稠,面色潮红,口燥咽干,舌质红,脉细数;偏实热者,证见恶露量或多或少,深红有块,两胁胀痛,心烦易怒,口苦咽干,舌红苔黄,脉弦数。

3. 治疗

治疗总则:虚者补之,热者清之,瘀者化之,并随证选加相应止血药,标本同治。

(1) 气虚证——补气摄血固冲

①草药:补中益气汤加味。

小红参 10 g,黄芪 15 g,甘草 10 g,当归 10 g,陈皮 5 g,白术 10 g,升麻 10 g,柴胡 5 g,炮姜 10 g,炒荆芥 10 g,杭白芍 10 g,桂枝 5 g。

随证加减:形寒肢冷,小腹冷痛喜热喜按者,加小茴香、鹿角霜;恶露夹块,小腹疼痛、排后痛减者,加乌贼骨、益母草;头晕目眩、心悸怔忡、脉虚细者,加龙眼肉、鹿角霜;腰膝酸软者,加杜仲、川断;口干舌燥、苔薄黄少津者,加麦冬,石斛、玉竹。

②中成药:补中益气颗粒(丸)。

③针灸

选穴:关元、气海、三阴交、足三里。

手法:取关元、气海、三阴交、足三里,用补法,每次留针 10—15 min,配合温灸。

④其他:多频振动理疗 20—30 min/次,每日 1 次,3—7 天为 1 个疗程。

(2) 血瘀证——活血化瘀止血

①草药:生化汤合失笑散。

当归 10 g,川芎 10 g,桃仁 10 g,炮姜 10 g,炙甘草 10 g,蒲黄 10 g(布包),五灵脂 10 g,益母草 15 g,炒荆芥穗 10 g,盐小茴香 10 g。

随证加减:小腹冷痛者,加艾叶;神疲气短者,加党参、黄芪;精神抑郁、胸胁胀痛者,加柴胡、郁金、香附;恶露臭秽、身热口渴、舌红、脉数者,加加金银花、连翘、蒲公英、败酱草。

②中成药:益母草膏(胶囊)/五加生化颗粒(胶囊)。

③针灸

选穴:取中极、石门、地机、三阴交。

手法:取中极、石门、地机、三阴交,用泻法,每次留针 10—15 min。

④其他:多频振动理疗 20—30 min/次,每日 1 次,3—7 天为 1 个疗程。

(3) 血热证——凉血止血

● 偏虚热者,养阴清热止血。

①草药:保阴煎加味。

生地 12 g,熟地 12 g,白芍 10 g,山药 10 g,川断 10 g,黄芩 10 g,黄柏 10 g,生甘草 5 g,女贞子 12 g,旱莲草 12 g,海螵蛸 10 g,茜草 10 g。

随证加减:心悸气短、口干汗出者,加党参、麦冬、五味子;胸胁胀痛者,加郁金、川楝、香附;恶露有块、小腹疼痛者,加茜草、乌贼骨、益母草;恶露臭秽者,加贯众、败酱草。

②中成药:六味地黄丸/生脉饮＋益母草膏(胶囊)。

③针灸

选穴:中极、气冲、血海、三阴交、中都。

手法:取中极、气冲、血海、三阴交、中都,用泻法,每次留针 10—15 min。

● 偏实热者,疏肝解郁,清热凉血 。

①草药:丹栀逍遥散 。

炒山栀 10 g,牡丹皮 10 g,当归 10 g,白芍 10 g,柴胡 10 g,茯苓 10 g,甘草 10 g,薄荷

10 g(后下),白术 10 g,黄芩 10 g,生地 12 g。

随证加减:恶露量多者,去当归,加地榆、炒槐花、马齿苋;恶露夹血块、排出后小腹痛胀未减者,加茜草、乌贼骨、益母草;头目胀痛者,加夏枯草、白蒺藜、钩藤;咽干舌燥者,加生地、麦冬、石斛;胸闷、纳呆、舌苔黄腻者,加茵陈、藿香。

②中成药:断血流片＋益母草膏(胶囊)。

③针灸

选穴:中极、气冲、血海、三阴交、中都。

手法:取中极、气冲、血海、三阴交、中都,用泻法,每次留针 10—15 min。

④雷火灸:适用于寒凝血淤造成的恶露不绝。

⑤其他:多频振动理疗 20—30 min/次,每日 1 次,3—7 天为 1 个疗程。

二、产后缺乳

1. 定义

产后哺乳期内,产妇乳汁甚少或全无者,称"缺乳",又称"产后乳汁不行"。

2. 诊断

产后缺乳的主要病机为乳汁生化不足或乳络不畅。通过望、闻、问、切四诊合参,结合西医影像、检验等辅助检查手段,收集临床资料进行辨证。主要分为气血虚弱、肝郁气滞、痰浊阻滞三个证型。

(1) 气血虚弱证主要证候:产后乳汁少甚或全无,乳汁稀薄,乳房柔软无胀感;面色少华,倦怠乏力;舌淡苔薄白,脉细弱。

(2) 肝郁气滞证主要证候:产后乳汁少甚或全无,乳房胀硬、疼痛,乳汁稠;伴胸胁胀满,情志抑郁,食欲不振;舌质正常,苔薄黄,脉弦或弦滑。

(3) 痰浊阻滞证主要证候:乳汁甚少或无乳可下,乳房硕大或下垂不胀满,乳汁不稠;形体肥胖,胸闷痰多,纳少便溏,或食多乳少;舌淡胖,苔腻,脉沉细。

3. 治疗

治疗原则:调理气血、通络下乳。

(1) 气血虚弱证——补气养血,佐以通乳

①草药:通乳丹加减。

小红参 10 g,生黄芪 15 g,当归 10 g,桔梗 5 g,土炒白术 15 g,炙甘草 10 g,漏芦 10 g,大枣 3 枚,猪蹄煨汤入药。

随证加减:饮食减少、大便溏泻者,加茯苓、山药、扁豆;胸胁胀闷者,加柴胡、佛手;头晕、心悸者,加阿胶、首乌 。

②中成药:八珍胶囊／十全大补膏(丸)。

③针灸

选穴:膻中、乳根、少泽、足三里、三阴交、脾俞、胃俞、膈俞。

手法:取膻中、乳根平刺,针尖向乳头,刺入 1—1.5 寸,用补法或加灸法,每次留针 10—15 min。

④其他:低频电刺激 20—30 min/次,每日 1 次,3 天为 1 个疗程。

（2）肝郁气滞证——疏肝解郁，通络下乳

①草药：下乳涌泉散加味。

当归 10 g，白芍 10 g，川芎 10 g，生地 10 g，柴胡 12 g，青皮 10 g，天花粉 10 g，漏芦 10 g，白芷 10 g，炙甘草 10 g，桔梗 5 g，王不留行 10 g，通草 5 g，醋香附 10 g。

随证加减：乳房胀甚者，加橘络、丝瓜络、全瓜蒌；乳房有热感、舌质偏红、脉弦数者，加蒲公英、白蒺藜、赤芍、僵蚕。

②中成药：涌泉散（丸）/逍遥丸 ＋蒲地蓝口服液。

③针灸

选穴：膻中、乳根、少泽、合谷、内关、太冲、肝俞。

手法：取膻中、乳根平刺，针尖向乳头，刺入 1—1.5 寸，用泻法或平补平泻法，每次留针 10—15 min。

④其他：低频电刺激 20—30 min/次，每日 2 次，3—5 天为 1 个疗程。乳房胀硬热痛、触之有块、热痛者，加蒲公英捣烂外敷。

（3）痰浊阻滞证——健脾化痰通乳

①草药：漏芦散。

漏芦 10 g，瓜蒌皮 10 g，茯苓 10 g，浙贝母 10 g，炙远志 6 g，炙苍术 15 g，制香附 15 g，王不留行 15 g。

随证加减：胸闷泛恶明显者，加藿香、厚朴、砂仁；大便溏泄者，去瓜蒌皮，加炒白术、炒扁豆。

②中成药：平胃散。

③针灸

选穴：膻中、乳根、少泽、脾俞、胃俞、肝俞。

手法：取膻中、乳根平刺，针尖向乳头，刺入 1—1.5 寸，用平补平泻法，每次留针 10—15 min。

④其他：乳房有块者，局部用橘皮煎水外敷；乳房胀痛者，可用热水、葱汤洗涤乳房，以宣通乳络。

三、产后小便不通

1. 定义

产妇新产后发生排尿困难，小便点滴而下，甚则闭塞不通、小腹胀急疼痛者，称"产后小便不通"，又称"产后癃闭"，多发生于产后 3 日内，亦可发生在产褥期中，以初产妇、滞产及手术产后多见，为产后常见病。本病相当于西医学的"产后尿潴留"。

2. 诊断

产后小便不通的主要病机是膀胱气化失司。通过望、闻、问、切四诊合参，结合西医影像、检验等辅助检查手段，收集临床资料进行辨证，根据全身症状及舌、脉象以辨虚实。分为气虚、肾虚和血瘀三个证型。

（1）气虚证主要证候：产后小便不通，或小便清白，点滴而下；倦怠乏力，少气懒言，语音低微；面色少华，舌质淡，苔薄白，脉缓弱。

（2）肾虚证主要证候：产后小便不通，或小便色白而清，点滴而下；面色晦暗，腰膝酸软；舌淡苔白，脉沉细无力。

（3）血瘀证主要证候：产程不顺，产时损伤膀胱，产后小便不通或点滴而下，尿色略混浊带血丝；小腹胀急疼痛，舌正常或暗，脉涩。

3. 治疗

治疗原则：以"通利小便"为主。虚者宜补气温阳、化气行水，或滋肾养阴、通利小便。实者应活血化瘀、理气行水以利膀胱气化。因病在产后，不可滥用通利小便之品。临证还应注意产后耗气伤津之特点，酌情选用补气与养阴之品，以防邪去正伤。

（1）气虚证——补气升清，化气行水

①草药：补中益气汤加减。

生黄芪 15 g，白术 10 g，小红参 10 g，陈皮 5 g，柴胡 5 g，当归 10 g，炙甘草 10 g，冬葵子 10 g，白通草 5 g，茯苓 10 g，桔梗 5 g。

随证加减：小腹胀者，加枳壳、小茴香；畏寒肢冷者，加鹿角霜、桂枝。

②中成药：补中益气颗粒（丸）。

③针灸

选穴：阴陵泉、三阴交、中极、气海 。

手法：取阴陵泉、三阴交、中极、气海，用补法，每次留针 10—15 min，并配以灸。

④其他：低频电刺激 20—30 min/次，每日 1 次，3 天 1 个疗程。

（2）肾虚证——温补肾阳，化气行水

①草药：二仙肾气丸。

熟地 12 g，山药 15 g，山萸肉 12 g，茯苓 12 g，丹皮 10 g，炮附子 5 g（先煎），桂枝 5 g，泽泻 10 g，仙灵脾 15 g，仙茅 10 g，巴戟天 15 g，菟丝子 30 g，白通草 5 g，车前子 10 g（布包）。

随证加减：面色萎黄、头晕心悸者，加黄芪、阿胶、白芍；胸胁不舒者，加柴胡、香附、郁金 。

②中成药：桂附地黄丸／加味肾气丸／右归丸。

③针灸

选穴：阴谷、肾俞、关元、阴陵泉、气海、关元。

手法：取阴谷、肾俞、关元、阴陵泉，用补法，每次留针 10—15 min，并温灸气海、关元。

④其他：低频电刺激 20—30 min/次，每日 1 次，3 天为 1 个疗程。

（3）血瘀证——活血化瘀，行气利水

①草药：桃红四物汤加减。

熟地黄 15 g，当归 15 g，川芎 9 g，白芍 12 g，桃仁 6 g，红花 6 g，川牛膝 12 g，滑石 20 g（布包），瞿麦 15 g，木香 9 g，生甘草 6 g。

随证加减：血瘀化热、小便热烫黄赤者，去熟地黄，加生地黄、白茅根；血瘀气滞、小腹胀急疼痛者，加青皮、枳实。

②中成药：八正合剂／桂枝茯苓胶囊（丸）。

③针灸

选穴：三阴交、中极、阴谷、膀胱俞、阴陵泉。

手法:取三阴交、中极、阴谷、膀胱俞、阴陵泉,用泻法,每次留针 10—15 min。

④其他:低频电刺激 20—30 min/次,每日 1 次,3 天为 1 个疗程。

四、产后汗证

1. 定义

产褥期内汗出过多、日久不止者,称为产后汗证。产后汗证包括产后自汗和产后盗汗。产妇于产后出现涔涔汗出、持续不止者,称为产后自汗;若寐中汗出湿衣,醒来即止者,称为"产后盗汗"。

2. 诊断

本病主要病机为产后耗气伤血,气虚卫表不固,阴虚内热迫汗外出。通过望、闻、问、切四诊合参,结合西医影像、检验等辅助检查手段,收集临床资料进行辨证。分为气虚证、阴虚证。

(1)气虚自汗证主要证候:产后汗出过多,不能自止,动则加剧;时有恶风身冷,气短懒言,面色白,倦怠乏力;舌质淡,苔薄白,脉细弱。

(2)阴虚盗汗证主要证候:产后睡中汗出,甚则湿透衣衫,醒后即止;面色潮红,头晕耳鸣,口燥咽干,渴不思饮,或五心烦热,腰膝酸软;舌质红苔少,脉细数。

3. 治疗

治疗原则:产后汗证,气虚者,治以益气固表,和营止汗;阴虚者,治以益气养阴,生津敛汗。

(1)气虚自汗证——益气固表,止汗

①草药:黄芪汤。

黄芪 30 g,白术 15 g,防风 10 g,熟地 10 g,煅牡蛎 15 g(先煎),茯苓 10 g,麦冬 10 g,炙甘草 10 g,大枣 3 枚。

随证加减:恶风者,加苏叶;食少便溏者,加党参、淮山药;手足厥冷者,加炮姜、炮附子、人参。

②中成药:补中益气颗粒(丸)+玉屏风颗粒。

③针灸

选穴:气海、足三里、阴郄、三阴交。

手法:取气海、足三里、阴郄、三阴交,用补法,每次留针 10—15 min,并施以灸。

(2)阴虚盗汗证——益气养阴,敛汗

①草药:止汗散。

西洋参 10 g,当归 10 g,生地 15 g,麦冬 10 g,浮小麦 15 g,五味子 10 g,地骨皮 15 g,女贞子 10 g,金樱子 10 g,牡丹皮 12 g,炙甘草 10 g,大枣 3 枚。

随证加减:口干咽燥者,加石斛、芦根、玉竹;五心烦热者,加栀子、白薇;乳汁不足、便秘者,加天花粉、制何首乌。

②中成药:大补阴丸 / 生脉饮 / 六味地黄丸。

③针灸

选穴:三阴交、阴郄、肺俞、鱼际。

手法:取三阴交、阴郄、肺俞、鱼际,用补法,每次留针 10—15 min。

五、阴挺

1. 定义

妇女子宫下脱,甚则脱出阴户之外,或阴道壁膨出,统称为阴挺,又称阴脱、阴菌、颓葫芦等,多由分娩损伤所致,故又有"产肠不收"之称。本病相当于西医学的"子宫脱垂""阴道壁膨出"。

2. 诊断

本病主要病机为冲任不固、带脉失约、提摄无力致子宫或阴道壁脱垂。通过望、闻、问、切四诊合参,结合西医影像、检验等辅助检查手段,收集临床资料进行辨证,分为气虚证、肾虚证。

(1)气虚证主要证候:平素身体虚弱,中气不足,复加分娩损伤,或产后负重操劳,耗气伤中,致冲任不固,带脉失约,见子宫下移或脱出于阴道口外,阴道壁松弛膨出。劳则加重,小腹下坠;身倦懒言,面色不华,四肢乏力,小便频数,带下量多,质稀色淡;舌淡苔薄,脉缓弱。

(2)肾虚证主要证候:肾虚先天不足,或房劳多产,伤精损肾;或素来体弱,肾气亏虚,冲任不固,带脉弛纵,无力系胞,而致子宫脱出,见子宫下脱,日久不愈;头晕耳鸣,腰膝酸软冷痛,小腹下坠,小便频数,入夜尤甚,带下清稀;舌淡红、脉沉弱。

3. 治疗

治疗原则:根据临床证候特点,分别予以补虚、举陷、固脱,或补中气,或补肾气,佐以升提。合并湿热者,宜先清热利湿,热清湿去仍以补气扶正为主。除中药全身治疗外,还要重视局部熏洗治疗。

(1)气虚证——补中益气,升阳举陷

①草药:补中益气汤加味。

黄芪 15—30 g,人参 10 g,当归 10 g,橘皮 5 g,升麻 5 g,柴胡白术 10 g,炙甘草 5 g,金樱子 10 g,杜仲 10 g,续断 10 g,炙甘草 10 g。

随证加减:带下量多清稀者,加茯苓、车前子、莲子;小便频数者,加益智仁、乌药、桑螵蛸;腰痛者,加菟丝子、桑寄生;小腹胀痛者,加香附、小茴香;阴中痛者,加白芍、郁金、川楝子。

②中成药:补中益气颗粒(丸)。

③针灸

选穴:百会、关元、提托、气海、维胞穴、足三里。

手法:取百会、关元、提托、气海、维胞穴、足三里,各穴位针后加灸,或用温针灸;维胞穴进针后大幅度捻转,每次留针 10—15 min。

④其他:盆底电刺激、磁刺激配合治疗。

(2)肾虚证——补肾固脱,益气升提

①草药:大补元煎加味。

熟地 10 g,当归 10 g,山萸肉 10 g,枸杞子 10 g,杜仲 10 g,人参 10 g,山药 20 g,黄芪

15—30 g,甘草 10 g。

随证加减:带下量多清稀者,加茯苓、车前子、莲子;小便频数者,加益智仁、乌药、桑螵蛸;腰痛者,加菟丝子、桑寄生;面红潮热、五心烦热者,加生地、地骨皮、知母。

②中成药:金匮肾气丸/右归丸。

③针灸

选穴:百会、关元、提托、长强、肾俞、维胞穴。

手法:取百会、关元、提托、气海、维胞、足三里,各穴位针后加灸,或用温针灸;维胞穴进针后大幅度捻转,每次留针 10—15 min。

④其他

中草药煎水熏洗

方药一:枳壳 100 g,煎水熏洗,每日 1 次,适用于子宫脱垂无溃损者。

方药二:鲜马齿苋 100 g,蒲公英 50 g,枯矾 10 g,水煎,温洗,适用于黄水淋漓者。

另用盆底电刺激、磁刺激配合治疗。

六、阴吹

1. 定义

妇人阴道中有气体排出,带有响声,如转矢气者称为阴吹。

2. 诊断

本病主要病机为肠胃燥化,中气不足,痰湿停聚。通过望、闻、问、切四诊合参,结合西医影像、检验等辅助检查手段,收集临床资料进行辨证,分为腑气不通、气虚、痰湿三型。

(1)腑气不通主要证候:阴吹,筱筱有声,口干咽燥,大便艰结,腹部胀气;舌苔黄燥,脉滑数。

(2)气虚主要证候:阴吹,面色苍白,气短乏力,胃脘痞闷;舌淡苔白,脉细弱。

(3)痰湿主要证候:阴吹,带下量多,胸脘痞满,口腻痰多;舌苔白腻,脉象细滑。

3. 治疗

治疗原则:根据临床证候特点分别予润肠通便、调理脾胃、除痰燥湿。

(1)腑气不通证——润肠通便

①草药:五仁丸加减。

柏子仁 12 g,郁李仁 10 g,杏仁 5 g,桃仁 5 g,芦根 30 g,白芍 10 g,砂仁 5 g(后下),炒枳壳 10 g,木香 5 g,白术 10 g,甘草 5 g。

随证加减:带下量多异味者,加黄柏;阴中冷痛者,加覆盆子、菟丝子。

②中成药:麻仁丸＋香砂六君丸。

③针灸

选穴:会阴、归来、天枢、曲池 。

手法:会阴采用苍龙摆尾之手法;归来、天枢、曲池均采用泻法。

(2)气虚证——益气升清、调理脾胃

①草药:苁蓉十全大补丸。

当归 10 g,熟地 10 g,白芍 10 g,川芎 10 g,小红参 10 g,白术 10 g,茯苓 10 g,黄芪

10 g,炙甘草 10 g,升麻 10 g,柴胡 5 g,肉苁蓉 15 g。

随证加减:肾虚腰酸者,加杜仲、川断、覆盆子、菟丝子。

②中成药:补中益气颗粒(丸)。

③针灸

选穴:会阴、归来、气海、脾俞。

手法:会阴采用苍龙摆尾之手法;归来采用泻法;气海、脾俞采用平补平泻法。

(3)痰湿——除痰燥湿、健脾和胃

①草药:橘半桂苓枳姜汤加味。

桂枝 5 g,茯苓 15 g,橘皮 15 g,法半夏 10 g,枳实 10 g,薏米仁 30 g,苍术 15 g,竹茹 10 g,远志 10 g,菖蒲 10 g,生姜 3 片。

随证加减:带下量多、色黄或黄白、质黏有臭者,可去桂枝、生姜,加黄柏。

②中成药:香砂六君丸。

③针灸

选穴:会阴、归来、太冲。

手法:会阴采用苍龙摆尾之手法;归来、太冲采用泻法。

七、产后身痛

1. 定义

产妇在产后出现肢体或关节酸楚、疼痛、麻木、重着者,称为"产后身痛",又称"产后痹证""产后痛风"等,俗称"产后风"。西医学产褥期中因风湿、类风湿引起的关节痛、产后坐骨神经痛、多发性肌炎、产后血栓性静脉炎者,出现类似症状,可与本病互参。

2. 诊断

本病的病机为产后营血亏虚,经脉失养或风寒湿邪乘虚而入,稽留关节、经络。通过望、闻、问、切四诊合参,结合西医影像、检验等辅助检查手段,收集临床资料进行辨证。以疼痛的部位、性质为主要依据,结合兼证与舌脉象,主要有血虚、风寒、血瘀、肾虚四个证型。

(1)血虚证主要证候:产后遍身关节酸楚、疼痛,肢体麻木;面色萎黄,头晕心悸;舌淡苔白,脉细弱。

(2)风寒证主要证候:产后肢体关节疼痛,屈伸不利,或痛无定处,或冷痛剧烈,宛如针刺,得热则舒,或关节肿胀、麻木、重着,伴恶寒怕风;舌淡苔白,脉濡细。

(3)血瘀证主要证候:产后身痛,尤见下肢疼痛,麻木、发硬、重着,肿胀明显,屈伸不利,小腿压痛;恶露量少,色紫暗夹血块,小腹疼痛,拒按;舌黯,苔白,脉弦涩。

(4)肾虚主要证候:产后腰膝、足跟疼痛,艰于俯仰,头晕耳鸣,夜尿多;舌淡黯,脉沉细弦。

3. 治疗

治疗原则:以养血益气补肾为主,兼活血通络、祛风止痛。

(1)血虚证——养血益气,温经通络

①草药:黄芪桂枝五物汤加味。

黄芪 15 g,当归 15 g,川芎 10 g,白芍 10 g,熟地 10 g,鸡血藤 10 g,桂枝 5 g,秦艽 10 g,丹参 15 g,炙甘草 10 g,生姜 3 片,大枣 3 枚。

随证加减:关节屈伸不利者,加伸筋草、木瓜;伴恶露不净者,加益母草。

②中成药:八珍胶囊＋独活寄生丸。

③针灸

选穴:脾俞、肾俞、阴陵泉、足三里。

手法:取脾俞、肾俞、阴陵泉、足三里,用补法,每次留针 10—15 min。

④其他:低频电刺激或多频振动理疗 20—30 min/次,每日 1 次,7—10 天为 1 个疗程。

(2) 风寒证——养血祛风,散寒除湿

①草药:独活寄生汤。

独活 10 g,秦艽 10 g,防风 10 g,细辛 5 g,桂心 5 g,桑寄生 10 g,杜仲 10 g,牛膝 10 g,当归 10 g,芍药 10 g,川芎 10 g,熟地 10 g,人参 10 g,茯苓 10 g,炙甘草 10 g。

随证加减:关节屈伸不利者,去杜仲、牛膝,加伸筋草、木瓜;伴恶露不净者,加益母草。

②中成药:独活寄生丸。

③针灸

选穴:风池、曲池、膈俞、阳陵泉。

手法:风池、曲池、阳陵泉均采用泻法;膈俞采用平补平泻法,每次留针 10—15 分钟。

④中药熏蒸(恶露未净者禁用)

方药:当归 20 g,芍药 10 g,桃仁 10 g,红花 10 g,炮姜 10 g,川芎 15 g,紫草 10 g,艾叶 40 g,防风 20 g,秦艽 20 g,狗脊 10 g,透骨草 60 g。

(3) 血瘀证——养血活血,化瘀祛湿

①草药:身痛逐瘀汤加味。

当归 10 g,白芍 10 g,川芎 5 g,桃仁 10 g,红花 10 g,五灵脂 10 g,丹参 10 g,没药 10 g,制香附 10 g,秦艽 10 g,羌活 5 g,牛膝 10 g,甘草 10 g。

随证加减:关节屈伸不利者,加伸筋草、木瓜;伴恶露不净者,加益母草、炮姜。

②中成药:独活寄生丸＋益母草胶囊(膏)/五加生化胶囊。

③针灸

选穴:膈俞、血海、气海、阿是穴。

手法:膈俞、血海、气海均采用泻法;阿是穴压痛明显处用三棱针刺络、内火法拔罐以排除瘀血。

④其他:中药熏蒸(恶露未净者禁用)

方药:当归 20 g,芍药 10 g,桃仁 10 g,红花 10 g,炮姜 10 g,川芎 15 g,紫草 10 g,艾叶 40 g,三棱 10 g,莪术 10 g,防风 20 g,秦艽 20 g,狗脊 10 g。

(4) 肾虚证——补肾养血,强腰壮骨

①草药:加减养荣壮肾汤。

桑寄生 15 g,川断 12 g,杜仲 12 g,当归 10 g,川芎 10 g,熟地 10 g,独活 5 g,防风 10 g,秦艽 10 g,鹿角霜 15 g,淫羊藿 15 g,狗脊 10 g,桂枝 5 g,炙甘草 10 g。

随证加减:关节屈伸不利者,加伸筋草、木瓜;伴恶露不净者,加益母草、炮姜。

②中成药:独活寄生丸＋金匮肾气丸/右归丸。

③针灸

选穴:大杼、肾俞、命门、关元、三阴交。

手法:取大杼、肾俞、命门、关元、三阴交,用补法,每次留针 10—15 min。

④其他:低频电刺激或多频振动理疗 20—30 min/次,每日 1 次,7—10 天为 1 个疗程。

八、产后抑郁

1. 定义

产后抑郁是指产妇在分娩后出现情绪低落、忧愁思虑、心神恍惚、睡眠不安、言语失度等一系列症状的病证。西医学称之为"产褥期抑郁症"。

2. 诊断

本病的病机为产后多虚,心神失养;或产后多瘀,瘀血停滞,上攻于心;或因情志所伤,肝气郁结,肝血不足,魂失所藏。通过望、闻、问、切四诊合参,结合西医相关检查手段,收集临床资料进行辨证。根据全身症状及舌脉象,辨明虚实及在气、在血,分而治之。常见的证型有心脾两虚、瘀血内阻、肝气郁结。

(1)心脾两虚证主要证候:产后焦虑,忧郁,心神不宁,常悲伤欲哭,情绪低落,失眠多梦,健忘,精神萎靡;伴神疲乏力,面色萎黄,纳少便溏,脘闷腹胀;恶露色淡,质稀;舌淡,苔薄白,脉细弱。

(2)瘀血内阻证主要证候:产后郁郁寡欢,默默不语,失眠多梦,心神恍惚;恶露淋漓日久,色紫黯有块,面色晦暗;舌黯有瘀斑、苔白,脉弦或涩。

(3)肝气郁结证主要证候:产后心情抑郁,心神不安,或烦躁易怒,夜不入寐,或噩梦纷纭,惊恐易醒;恶露量或多或少,色紫黯有块;胸闷,纳呆,善太息,苔薄,脉弦。

3. 治疗

治疗原则:以调和气血、安神定志为主,同时配合心理治疗。尤其需细心观察早期情志异常的改变,以防病情加重。

(1)心脾两虚证——健脾益气,养心安神

①草药:归脾汤加味。

黄芪 20 g,太子参 20 g,茯神 10 g,白术 10 g,木香 9 g,当归 12 g,远志 6 g,龙眼肉 9 g,酸枣仁 30 g,生姜 6 g,大枣 6 g,炙甘草 6 g,小麦 10 g。

随证加减:面色苍白、血虚者加阿胶、熟地黄;失眠者加柏子仁、龙齿;心胸郁闷、情志不舒者加郁金、佛手。

②中成药:归脾丸、舒眠胶囊。

③针灸

选穴:内关、足三里。

手法:取内关、足三里,直刺,足三里进针 1.5 寸,内关进针 0.5 寸,用补法,每次留针 10—15 min。

(2)瘀血内阻——活血逐瘀,镇静安神

①草药:癫狂梦醒汤。

桃仁 12 g,红花 9 g,青皮 6 g,香附 9 g,柴胡 9 g,赤芍 9 g,半夏 6 g,桑白皮 10 g,苏子 10 g,生甘草 6 g。

随证加减:小腹疼痛、恶露块多者,加炒蒲黄、五灵脂;烦躁易怒、大便秘结者,加黄连、牡丹皮。

②中成药:逍遥丸+益母草膏 / 新生化颗粒。

③针灸

选穴:中极、石门、内关、人中、神门。

手法:取中极、石门、内关、人中、神门,用泻法,每次留针 10—15 min。

(3) 肝气郁结证——疏肝解郁,镇静安神

①草药:逍遥散加减。

炒柴胡 9 g,当归 12 g,白术 12 g,茯苓 12 g,白芍 9 g,炙甘草 6 g,夜交藤 18 g,柏子仁 12 g,酸枣仁 10 g,合欢皮 12 g。

随证加减:脾虚腹胀、神疲乏力、大便溏者加半夏、藿香、枳壳;大便秘结、口苦口干者,加黄连、栀子。

②中成药:逍遥丸、舒眠胶囊。

③针灸

选穴:肝俞、太冲、神门、三阴交、心俞。

手法:取肝俞、太冲、神门、三阴交、心俞,用泻法,每次留针 10—15 min。

[附]断乳

产妇已到断乳之时或因其他原因不宜哺乳者需要断乳。在断乳过程中出现回奶困难,不可挤乳或用吸奶器吸乳,可用消食导滞、活血通经的中药帮助回乳,常用如下方法:

①麦芽 200 g,蝉蜕 5 g,水煎服。

②皮硝 120—250 g 装于布袋,排空乳汁后敷于乳部(暴露乳头),用布条固定,待湿后更换。

[附]取穴

三阴交:胫骨内侧髁下缘与胫骨内侧缘之间凹陷。

阴谷:腘横纹上,半腱肌肌腱外侧缘。

阴郄:腕掌侧远端横纹上 0.5 寸,尺侧腕屈肌腱桡侧缘。

肺俞:第 3 胸椎棘突下,后正中线旁开 1.5 寸。

鱼际:第 1 掌骨桡侧中点赤白肉际处。

百会:前发际正中直上 5 寸。

关元:前正中线,脐中下 3 寸。

提托:脐中下 3 寸,关元穴旁开 3 寸。

气海:前正中线,脐中下 1.5 寸。

维胞穴:髂前上棘内方凹陷,平关元穴。

足三里:小腿前外侧,犊鼻下 3 寸,犊鼻与解溪连线上。

长强:尾骨端与肛门连线中点。

肾俞:第 2 腰椎棘突下,后正中线旁开 1.5 寸。

会阴:大阴唇后联合与肛门连线中点。

归来:脐中下 4 寸,前正中线旁开 2 寸。

天枢:平脐。前正中线旁开 2 寸。

曲池:尺泽与肱骨外上髁连线中点。

脾俞:第 11 胸椎棘突下,后正中线旁开 1.5 寸。

中极:前正中线,脐下 4 寸。

膀胱俞:平第 2 骶后孔,骶正中嵴旁 1.5 寸。

血海:大腿内侧,髌底内侧端上 2 寸,股四头肌内侧的隆起处。

中都:内踝上 7 寸,胫骨内侧面的中点或胫骨后缘处。

气冲:曲骨旁开 2 寸。

石门:人体的下腹部,前正中线上,当脐中下 2 寸。

地机:人体的小腿内侧,当内踝尖与阴陵泉穴的连线上,阴陵泉穴下 3 寸。

膻中:前正中线,平第 4 肋间,两乳头连线的中点。

乳根:在胸部,当乳头直下,乳房根部,第 5 肋间隙,距前正中线 4 寸。

少泽:小指末节尺侧,距指甲角 0.1 寸。

脾俞:第 11 胸椎棘突下,旁开 1.5 寸。

胃俞:背部,当第 12 胸椎棘突下,旁开 1.5 寸。

膈俞:位于背部第七胸椎棘突下,正中线旁开 1.5 寸处。

合谷:在手背,第 1、2 掌骨间,当第二掌骨桡侧的中点处。

内关:位于前臂掌侧,当曲泽与大陵的连线上,腕横纹上 2 寸,掌长肌腱与桡侧腕屈肌腱之间。

太冲:位于足背侧,第一、二跖骨结合部之前凹陷处。

肝俞:在背部,当第 9 胸椎棘突下,旁开 1.5 寸。

第十一章 常见妊娠合并症及并发症 产后康复指导与治疗

妊娠期和产后甲状腺功能障碍者,哺乳女性需每天摄入相应量的碘,确保通过母乳每日为婴儿提供碘,建议转内科就诊。分娩后甲状腺素应减至孕前的剂量,产后 6 周需要再进行甲状腺功能检测。

妊娠期糖尿病,产后检测血糖,未恢复正常者转内科就诊。大部分 GDM 患者在分娩后就不再需要使用胰岛素,仅少数患者仍需胰岛素治疗。胰岛素用量应减少至分娩前的 1/3—1/2,并根据产后空腹血糖值调整用量。产后 6—12 周行 OGTT 检查,若仍异常,可能为产前漏诊的糖尿病患者。

妊娠期高血压、重度子痫前期孕妇产后应继续使用硫酸镁至少 24—48 h,预防产后子痫。注意产后迟发型子痫前期及子痫(发生在产后 48 h 后的子痫前期及子痫)的发生。子痫前期孕妇产后 3—6 d 是产褥期血压高峰期,高血压、蛋白尿等症状仍可能反复出现甚至加重,此期间仍应每天监测血压。如产后血压升高≥150/100 mmHg 应继续给予降压治疗。哺乳期可继续应用产前使用的降压药物,禁用 ACEI 和 ARB 类(卡托普利、依那普利除外)降压药。产后血压持续升高的要注意评估和排查孕妇其他系统疾病的存在。注意监测及记录产后出血量。孕妇重要器官功能稳定后方可出院。

生理性的产后血压升高应该是轻度的,多数在第 3—6 天,通常自然缓解,不需要药物治疗。由于子痫前期也可能有晚期表现,在分娩后的前 5 天每天至少一次监测血压很重要。出院后建议每隔一天检查血压,最长间隔一周。出现高血压伴有头痛,上腹部疼痛伴有恶心和呕吐,视力模糊、闪光、复视、浮动等视觉障碍,肺部水肿至呼吸困难,突然肿胀的脸、手或脚甚至全身水肿,产后 4 周及以后癫痫发作的症状的产妇,应怀疑有新发的产后子痫前期或产后子痫。

所有妊娠期高血压妇女应在产后 6 周检查血压和尿常规,并通过 24 小时动态监测确认是否是持续性高血压。产后 6 周持续高血压或蛋白尿的妇女应就诊相关专家。

第十二章　孕产期性生活与避孕指导

　　产后避孕是夫妇双方和医生共同面临的难题。产后是否有对婴儿喂养的意向以及是否进行过产后避孕的咨询将直接影响分娩后避孕方法的选择。

　　怀孕 3 个月后可以进行屏障避孕（如避孕套）的性生活，避免精液的刺激以及腹部的过度挤压。产后 2 个月阴道无流血者，可以适度进行屏障避孕的性生活。

　　妇女产后 4 周恢复良好即可能恢复排卵，如不采取适当的避孕措施，有再次妊娠可能。产后 1 年内，特别是 6 个月内再次妊娠对母体和胎儿存在较大风险，如果选择人工流产会对女性身体和生育能力造成更大损害。医生应评估夫妇双方对未来怀孕和生育计划的意愿，解释避免妊娠间隔短于 6 个月的原因，告知 18 个月内再次怀孕的风险和益处。阴道分娩至少 6 个月后再妊娠，剖宫产最好相隔 2 年左右再妊娠。如果短期内再次怀孕，容易发生子宫破裂、早产、疤痕妊娠等危及母体及胎儿生命安全的巨大风险。

　　产后高效避孕方法包括宫内节育（器）环、皮下埋植剂、女性绝育术、男性绝育术、长效避孕针、复方短效口服避孕药等。

　　产后短期内有生育计划的夫妇，可指导采用避孕套、复方短效口服避孕药、长效避孕针等。母乳喂养者，首先非激素类措施可以采用避孕套避孕，次选单纯孕激类方法。非哺乳妇女对各种计划生育措施无特殊禁忌。

　　产后短期内无生育计划的夫妇，首选长效可逆的避孕方法，包括宫内节育（器）环、皮下埋植剂、长效避孕针。

　　已经完成生育计划的夫妇，可在知情自愿的基础上实施女性或男性绝育手术。

　　产后，无论在哪种情况下，屏障避孕都是一种适宜的方法。避孕套加用润滑杀精剂，既可对外源性细菌起物理屏障作用，减少产后子宫内膜炎的发生，也可使因哺乳引起的阴道干燥得到局部改善。非哺乳妇女，产后 4 周就应采用避孕措施。顺产者，产后 3 个月可放置宫内节育（器）环；剖宫产者，产后 6 个月可放置宫内节育（器）环。

第十三章　产后康复服务的科室设置及人员要求

一、设置条件

（1）《医疗机构执业许可证》在有效期内，执业行为在许可范围内。

（2）产后康复服务所在医院设置有妇产科、泌尿科、康复科、神经科、胃肠外科、超声放射科等临床专业。

（3）具备产后保健及盆底功能障碍性疾病康复、药物及手术治疗技术能力。

（4）具备盆底功能障碍性疾病的检测条件，包括盆底功能检查、尿流动力学检查、超声检查、神经功能检查、肛肠功能检查等。

（5）设置有关产后保健及盆底功能障碍性疾病的卫生宣教设施（如宣教课室、宣传影像等）。

二、人员要求

1. 负责人

执业医师，具备中、高级专业技术职称。如为省级及以上产后康复实训基地或技术指导中心，负责人应为相关领域专家或省级、国家级学科带头人，有国内外产后康复及（或）盆底康复技术学习经历。

2. 专业技术人员

从事产后康复及（或）盆底功能障碍性疾病防治的专业人员必须取得《执业医师资格证》，掌握产后康复及盆底功能障碍性疾病的临床专业知识，掌握相关康复的临床技术，并具有经省级、国家级卫生行政主管部门委托或认定的培训机构培训发放的相关合格证书。

三、场所要求

1. 场所

场所须包括门诊，超声检查室，形体、运动、盆底等功能检查室，产后形体、皮肤及乳腺康复室，盆底康复治疗室，含场景训练室、运动康复室、产后中医康复室、心理评估室、产后营养评估与指导室、母乳喂养指导室、候诊休息区、哺乳室等。有条件的机构应设置产后康复及盆底知识宣教室和咨询室。

2. 病房

要求与妇科病房相同,具备收治需要住院的产后及盆底疾病患者(如产后尿潴留、产后尿失禁、围产期及产伤性耻骨联合分离症、慢性盆腔疼痛综合征等)的条件。

3. 手术室

可开展常规妇科手术、腹腔镜及盆底修复手术。

第十四章 产后康复相关制度

一、产后康复工作制度

（1）接诊医师应取得执业医师资格，具备高年资住院医师及以上资质，能够独立从事门诊诊疗工作。

（2）从业人员必须遵守法律法规，严格执行医疗规范和医院的各项规章制度及技术操作常规。仪表端庄整洁。

（3）开展产后母婴健康检查、产后康复指导和产褥期常见病的诊治、产后性生活及避孕指导，产后心理及营养咨询与指导，盆底功能检查、治疗与指导，产后形体检查与指导、产后皮肤康复，产后运动康复指导，产后母乳喂养咨询与指导等。

（4）工作态度认真和蔼，规范填写门诊登记，认真全面详细检查，耐心解释各项检查报告，根据检查结果提出合理的康复治疗与指导意见，对需要治疗的患者制定个性化治疗方案，指导执行并做好登记。

（5）开展多种形式的健康教育、母乳喂养宣教工作，做好产后保健及盆底健康教育指导与咨询，普及相关知识，提高妇女的自我保健意识和能力。

（6）定期对资料进行分类、统计、归档、保存。做好各种资料的收集整理和上报工作。

（7）接诊室内清洁卫生，设备仪器摆放整齐完好备用。

（8）严格执行消毒隔离制度，预防交叉感染。

二、首诊负责制度

（1）第一次接诊的医师为首诊医师，首诊医师对患者的检查、诊断、治疗、抢救、转诊等工作负责。

（2）首诊医师必须详细询问病史，进行体格检查、必要的辅助检查和处理，并认真记录病历。对诊断明确的患者应积极治疗或提出处理意见；对诊断尚未明确的患者应在对症治疗的同时及时请上级医师或有关科室医师会诊。

（3）首诊医师下班前，应将患者移交接班医师，将患者病情及注意事项交代清楚，并认真做好交接班记录。

（4）对急、危、重、疑难患者，首诊医师应采取积极措施负责实施抢救。如为非本专业疾病或涉及多科疾病，应组织相关科室会诊或报告医务科组织会诊。危重症患者如需检查、住院或转院者，首诊医师应陪同或安排医务人员陪同护送。如接诊医院条件有限需转院，首诊医师应向主任汇报，并在决定转院后与所转医院联系安排后再予转院。

（5）首诊医师在处理患者,特别是急、危、重患者时,有要求组织相关人员会诊、决定患者收住科室等医疗行为的决定权,任何科室、任何个人不得以任何理由推诿或拒绝。

三、三级查房诊疗制度

（1）建立三级医师查房制度,实行主任（副主任）医师、主治医师和住院医师三级医师查房制度。

（2）上级医师查房,应有下级医生和相关人员参加。主任/副主任医师查房每周 2 次。主治医师查房每日 1 次。住院医师对所管患者实行 24 小时负责制,实行早晚两次查房。

（3）对疑难及急危重症者,住院医师应随时观察病情变化并及时处理,必要时向上级医生汇报。

（4）对新入院患者,住院医师应及时查看,并在入院后 8 小时内完成病历书写;主治医师应在 48 小时内查看患者并提出处理意见;主任/副主任医师应在 72 小时内查看患者并对诊断、治疗、处理等提出指导意见。

（5）查房前要做好充分的准备工作,如各项有关检查报告及所需要的检查器材等。查房时,住院医师报告病历摘要、目前病情、检查化验结果及提出需要解决的问题。上级医师可根据情况做必要的检查,提出诊治意见,并做出明确的指示。

（6）查房内容

①住院医师查房,要求在诊查一般患者的同时重点巡视急危重、疑难、待诊断、新入院、手术后患者,检查各项检验、影像、病理等报告单,分析检查结果,提出诊疗意见,核查当天医嘱执行情况,给予必要的临时医嘱调整。

②主治医师查房,要求对所管患者进行系统查房,尤其对新入院、急危重、诊断未明及治疗效果不佳的患者进行重点检查与讨论,听取住院医师和护士的意见;倾听患者的陈述,检查病历,了解患者病情变化并征求其对医疗、护理、饮食等的意见,核查医嘱执行情况及治疗效果。

③主任/副主任医师查房,重点是疑难及危重症患者,审查对新入院、重危患者的诊断、诊疗计划,决定重大手术及特殊检查治疗,抽查医嘱、病历、医疗、护理质量,听取医师、护士对诊疗护理的意见,进行主要的教学工作,决定患者出院、转院等。

四、双向转诊制度

（1）因诊疗需要,为患者提供便捷、优质、连续的医疗服务,加强与上、下级医院之间的联系,形成有序的双向转诊机制。

（2）重视双向转诊工作,对于只需进行后续治疗、疾病监测、康复指导、护理等服务的患者,医院应结合患者意愿,宣传、鼓励、动员患者转入相应的社区、县区产后康复及盆底康复医疗机构继续完成后续康复治疗。

（3）建立健全组织领导体系,加强双向转诊管理。可根据医院具体情况成立双向转诊领导机制,由各相关职能科室领导、临床科室主任及骨干医师参与。

（4）双向转诊协议医院双方要保持通讯畅通，建立有效转诊机制。

（5）三级医院负责接收转诊患者。病情稳定后仍需继续康复的，视患者所在区域的医院条件及诊疗水平决定是否转回当地，使转诊患者得到及时、有效的诊治。设立转诊预约专线电话。

（6）根据患者病情需要，经会诊认定确需转出的病人，需与上级诊治中心或下级筛查中心做好联系，并书写相关医疗文书及诊疗资料。

（7）转诊

①转下级产后及盆底康复医疗机构：符合转出条件，住院医师征得上级医生同意，告知患者及家属并征得同意，填写转出病情记录单，详细书写相关诊疗情况，联系下级医疗机构，将患者转送至该机构。

转诊条件：各种危重症、疑难病患者经救治后病情稳定进入康复期；诊断明确，不需特殊治疗或需要长期治疗的患者；疑难危重问题已解决，但仍需要长期康复的患者；经治疗后病情稳定，家属要求继续康复治疗者。

②转上级产后及盆底康复医疗机构：根据病情需要转到上级医院的患者，告知患者及家属并征得同意后，医生填写转诊病情介绍单，联系上级医院，必要时由医护人员护送转院，做好病情交接工作。转诊患者需进行转诊登记，及时就诊、检查，需住院者优先安排。

转诊条件：由于医疗机构设备及（或）诊疗条件有限，不能实施有效康复救治，且转运途中风险相对较小的患者；多次诊断不明确或康复治疗无效的疑难复杂病例；疾病诊治超出医院核准诊疗登记科目范围，因技术设备限制或其他原因不能处理的病例。

（8）双向转诊

①定期与签订双向转诊协议的上下级医院进行沟通，加强联系，改进转诊协调配合能力。

②全院各部门互相配合、沟通协调，做好双向转诊衔接工作。各科室医务人员要做好转诊登记。医务科采取定期检查与随机抽查相结合的办法，加强双向转诊工作的督促指导，及时总结经验，发现和解决问题，并将检查考核情况纳入医疗质量控制管理。

五、医疗设备管理制度

（1）医疗、教学、科研、预防、保健及有关部门所需医疗设备均应按要求使用、管理、保养和维修。

（2）各科医疗器械，按品名、规格、型号、数量、厂家进行详细登记，建立医疗设备档案。

（3）按器械性质分类保管，要求账物相符、功能处于完好状态。

（4）各科对医疗仪器设备应妥善使用和保管，按医院规定做到账物相符。

（5）万元以上仪器设备，应专人管理，严格按操作规程操作，出现问题和故障严禁自行拆卸，及时与设备主管科室联系解决。

（6）贵重精密仪器设备，使用操作人员必须经过正规培训学习，合格后方可上机，否则一律不准开机使用。违章使用造成仪器设备损坏者,应追究科室领导及操作者个人责任。

(7)各科室购置的医疗器械必须符合实际需要,用于临床应发挥应有的效能。

(8)全院医疗仪器,设备档案由器械科建立、完善、管理,档案室协助保管。

六、医院随访工作制度

为了积极推行倡导院内外一体化医疗服务模式,将医疗服务延伸至院外和家庭,使患者院外康复治疗能得到科学、专业、便捷的技术服务和指导,特制定出院病人随访制度。

(1)建立出院病人信息档案,内容应包括姓名、年龄、单位、住址、联系电话、住院治疗结果、出院诊断和随访情况等内容。

(2)所有出院后需院外继续治疗、康复和定期复诊的患者均在随访范围。

(3)每天由回访人员深入病房与出院病人沟通,详细收集病人资料,建立病人资料库,在病人出院 3—5 天内进行第一次电话回访,特殊病人根据需要随时回访,但每位出院病人至少回访 1 次以上。

(4)随访包括电话随访、接受咨询、书信联系等。

(5)随访内容包括:了解出院病人出院后的治疗效果、病情变化和恢复情况,指导病人如何用药、如何康复、何时回院复诊、病情变化后的处置意见等专业技术性指导,进行住院满意度调查并征求病人及家属的建议和意见。

(6)医院和各科向社会公布医疗和咨询服务电话,接受健康咨询、专家预约、检查预约。

(7)工作人员应耐心解答病人及家属的有关咨询,凡属专业性较强的问题不能准确回答的,要礼貌地告诉对方找有关科室或专家咨询,并告之联系方式。

(8)医院每年召开一次医德医风监督员座谈会,征求社会和病人的意见和建议,倾听患者提出的合理化建议,改善医院的服务质量。

七、消毒隔离制度

1. 工作人员

(1)医护人员上班时间必须衣帽整齐、清洁,操作时戴口罩、手套等。

(2)诊疗前后均需进行手卫生,连续操作时一人一洗手或用快速手消毒剂,严格无菌操作及防止交叉感染。

(3)接触污染或可疑污染物时,接触传染或可疑传染病人时,实行标准预防。

2. 与物体表面消毒

(1)空气:每日定时通风换气。盆底康复室每日紫外线照射消毒时间≥30 分钟。每月空气培养一次,细菌数不得超标(≤4cfu/cm²)。

(2)环境、物体表面:地面每班湿式清扫,用清水或清洁剂拖地一次。操作台、治疗盘、治疗车、床、桌、椅用清水或 500 mg/L 含氯消毒剂擦洗干净。遇到被患者血液、体液、分泌物(≥10 mL)污染时,应先采用可吸湿性材料清除污染物,再实施清洁和消毒措施。可用湿布覆盖污染处,先清洁再用有效氯 2 000 mg/L 的湿布进行消毒,或采用清洁—消毒湿巾"一步法"完成。每月物体表面培养一次,细菌数不得超标(≤10 cfu/cm²)。湿式清洁,应按由上而下、由洁到污(S 形擦拭)的顺序进行。严禁将使用(污染)后的抹布、地巾(拖把)"二次浸泡"至清洁/消毒溶液中。建议清洁用具采取颜色编码:红色——卫生盥洗室,黄色——患者单元,蓝色——公共区域。建议使用可拆卸式拖布,热力消毒(A0 值要求≥600)。

3. 医疗器械与用品

(1) 污染物品、无菌物品分开放置,并有明显标志。

(2) 灭菌物品按消毒日期顺序摆放,高压蒸汽灭菌物品有效期为 7 天。

(3) 根据物品性能选择正确的消毒、灭菌方法。原则是进入人体组织或无菌器官的医疗用品必须灭菌,接触皮肤黏膜的医疗用品必须消毒。

(4) 无菌物品必须一人一用一灭菌。一次性使用的无菌物品必须一人一用,不得重复使用,使用后分类放置于医疗废物袋内,由医院统一回收,做无害化处理。

(5) 听诊器、血压计、病历夹、体温计等一般诊疗用品应每日清洁。听诊器应在清洁的基础上用 75%酒精擦拭消毒。血压计、病历夹用有效氯 500 mg/L 的消毒液擦拭消毒。血压计袖带被血液、体液污染时用有效氯 500 mg/L 的消毒液浸泡 30 min 后再清洗干净,晾干备用。体温计用有效氯 500 mg/L 的消毒液浸泡 30 min 后再清洗干净,晾干备用。消毒液应每日更换。

(6) 消毒剂:碘伏、酒精的盛放容器每周高压灭菌 2 次,同时更换消毒剂。2%戊二醛每周更换一次,同时更换灭菌容器,每日进行监测并记录。如用于高水平消毒,作用时间不低于 3 小时。如用于灭菌,作用时间不低于 10 小时。使用前用生理盐水冲洗干净。

(7) 持物钳及容器高压灭菌并每 4 小时更换一次。无菌缸每日更换灭菌。无菌容器内的无菌物品一经打开,使用时间不得超过 24 小时。不得使用储槽作为灭菌容器。

4. 废物处理

垃圾分类放置于污物袋内,锐器污染物应专门放置处理,封闭运送,做医疗废物无害化处理。

5. 隔离

(1) 感染病人与非感染病人分开安置。

(2) 凡被多重耐药菌、朊毒体、气性坏疽及突发原因不明的传染病病原体感染的病人采用相应的消毒隔离和处理措施。

八、医用耗材管理制度

(1) 指定专人负责医用耗材的领取、保管、发放。

(2) 根据业务量制定医用耗材领用计划。

(3) 医用乙醇等易燃物的领用量,不超一周用量,并存放于阴凉处。

（4）医用耗材根据 5S 管理要求，分类定位存放。

（5）根据领取日期、耗材效期或批号使用医用耗材，做到先领先用、近效期先用。

（6）一次性无菌医用耗材使用前应检查包装是否完好、是否在有效期内，核对无误后打开无菌包装使用。

（7）使用后的医疗耗材根据医疗垃圾管理相关规定处理。

（8）按医疗器械管理的医用耗材，发现不良事件由科室监测员及时上报。

（9）需低温存放的医用耗材，根据贮存温度要求进行冷藏，并做好温、湿度记录。

（10）领取后的医用耗材因各种原因用量减少的，应及时联系退货，避免滞销积压。

（11）根据医院精细化管理工作思路，科室内部加强管理，做好领用登记，杜绝浪费。

九、院内转诊制度

（1）诊断明确不属于本科范围的病人，经主治医师与转入科医师联系同意后方可转科。

（2）决定转科后，转出科住院医师应先通知病人和家属。

（3）转出科住院医师要写好"转科记录"，病区护士要停止一切治疗，结清账目并与住院处、结账处、营养室及转入科病房联系安排妥当后，由卫生员携带全份病史及 X 光片等资料护送病人到转入科病房。必要时应由住院医师或护士护送，并当面将病人的特殊情况进行交班。

（4）转入科住院医师应在病人转入后详细询问病史、检查病人、做出诊断和治疗，计划并及时写好"转入记录"。

（5）如患有两种以上的不同疾病，在原有疾病尚未痊愈而必须转入他科治疗时，转出科应在病史中对原有疾病的治疗意见交代清楚，必要时应进行随访。

（6）发现病人有传染病需隔离诊治时，应经传染病科医师会诊确诊后方能转科。未明确前，可由双方医师协商，病人先采取床边隔离及其他消毒措施。

十、会诊制度

（1）门诊病人复诊 3 次尚不能确诊者，应请上级医师会诊或专科会诊。住院病人入院 5 天尚不能确诊者，科内应组织会诊讨论，10 天不能确诊者应进行扩大会诊、请专科会诊、院内会诊，使病人得到及时诊断和治疗。

（2）住院病人的会诊范围应是与本次住院治疗有关的病情或者本次住院治疗中新发生的疾病、并发症。与本次住院治疗无关的慢性疾病，一般不列入住院病人的会诊范围。

（3）病人会诊分为"急""普"两种性质。急会诊应随请随到，在 30 分钟内完成。普通会诊要求在 3 个工作日内完成。

（4）急会诊，被邀请科室主治、主任医师不在时，由总住院医师或二线班医师、值班医师立即前往会诊，会诊后应立即向主治医师或主任、副主任医师汇报。不能处理者，应请上级医师再去会诊。

（5）科内会诊，由经治医师或主治医师提出，科主任、主任、副主任医师召集有关人员参加。

（6）科间会诊，由主治医师提出，经主任、副主任医师同意，经治医师填写会诊单，经主治医师以上的医师签字后送到被邀科室。被邀科室按"急""普"会诊性质，及时派主治医师以上相应职称的医师去会诊，并写会诊记录。

（7）院内会诊，由科主任提出，报告医务科，并确定会诊时间，通知有关人员参加。会诊时，医务科应派人参加，必要时请主管医疗的院长参加，会诊由请会诊科主任或主任医师主持。

（8）请院外会诊，本院诊治有困难的疑难病例需请院外会诊的，由科主任或主任医师提出，经医务科同意，会诊单经科主任或主任、副主任医师签字，送医务科登记盖章后发出。急会诊由医务科与应邀医院联系。会诊由申请科主任或主任、副主任医师主持，经治医师和主治医师参加。必要时也可以送病人到院外会诊或寄病历材料请书面会诊。

（9）科内、院内、院外的集体会诊，经治医师要详细介绍病情，做好会诊前的各种资料准备和会诊记录。会诊后主持人进行小结并认真组织实施。

（10）外出会诊，需经医务科同意、登记。急诊例外，但会诊回来，需补报医务科。

十一、病案管理制度

（1）病案管理科负责医院门诊和出院病历的收集、整理和保管工作。门诊病历保存时间不少于15年，住院病历不少于30年。

（2）住院病人出院时，由医护人员按照规定格式和时间填写病历，经过科主任审核签字后，病案管理科按时回收整理、装订成册、索引编目、微机录入、质量审核、填写卡片、上架归档。

（3）患者住院期间，病历由护士负责保管。如遇会诊、转科、大型检查等，需由护士或专人转送和保管。如遇转院，应由主管医师写出病历摘要，交给护送的医务人员。患者或委托人不得携带原始病历资料。

（4）患者出院，病房护士和各级住院医师要及时按照规定书写病历，原则上患者出院后24小时内病案管理科收回出院病历，任何人不得私自保留出院病历。

（5）本院医师因工作借阅病案的，要办理借阅手续。对借阅的病案要妥善保管和爱护，不得涂改、转借、拆散和丢失。阅后按期归还。

（6）院外医疗机构一般不外借，必要时需要持有介绍信，经过医务科批准方可摘录病史。

（7）复印病案需要按照复印管理规定和程序，办理复印病案手续。

（8）认真做好病案的防火、防盗、防霉工作，保障病案安全。

十二、心理健康咨询与指导岗位职责

（1）设立心理健康咨询与指导组，由心理医师或心理咨询师担任组长，组长是孕产妇心理健康咨询与指导课程的主要讲师,负责整理、更新课程内容。

（2）向孕产妇介绍心理健康咨询与指导相关内容。

（3）组长定期向科室负责人做工作汇报。

（4）组长负责心理健康咨询与指导的设备管理、孕产妇数据收集、人员管理等。

（5）组长是该学科学术带头人,负责组织每周一次小组的学习和讨论,保证成员的技能、知识等方面不断提高。

（6）组长负责持续改进工作方法,保证适宜有效。

（7）组长协调医生站点开具处方,协调筛查流程,确保有需求人群能得到合理干预,保证高危人群及时转诊。

（8）组员负责每个心理健康项目的系统和设备操作使用、心理评估报告讲解、健康宣教等。

（9）组员负责针对不同阶段的孕产妇制定适宜的心理干预计划。

（10）组员负责具体实施孕产妇心理干预诊疗计划,并及时与孕产妇沟通。

（11）组员负责对所服务的孕产妇心理干预的效果追踪,适时电话沟通,并指导院外锻炼与健康促进情况,落实孕产妇心理干预转介和孕产妇复诊制度。

（12）组员负责设备的使用,及时报告维护,保证处于正常状态。

十三、心理健康工作流程

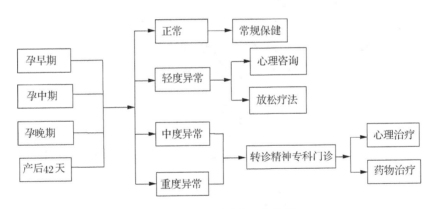

图 14-1　心理健康工作流程

常用工具有:爱丁堡抑郁量表（EPDS）、汉密尔顿抑郁量表（HAMD）、焦虑自评量表（SAS）、抑郁自评量表（SDS）、汉密尔顿焦虑量表（HAMA）、睡眠质量评定量表、家庭亲密度与适应性量表、总体幸福感评定（GWB）、状态特质焦虑量表（STAI-S）、阿姆斯特丹术前焦虑与信息需要量表（APAIS）、PHQ-9 抑郁症筛查量表、Kupperman量表等。应针对孕产妇的不同时期选择心理指导及干预项目,可以组合成各个阶段的服务包。

十四、营养咨询与指导岗位职责

（1）设立营养咨询与指导组，由营养科医师担任组长，负责孕产妇孕期及产后营养管理服务，内容包括体重管理、血糖管理、乳汁质量及母乳喂养管理等相关知识。

（2）组长是孕产妇营养相关健康课程的首席讲师，负责学习、整理和更新营养干预课程内容。

（3）组长定期向科室负责人做工作汇报。

（4）组长负责管理营养项目的设备使用、孕产妇营养数据的收集整理、人员工作安排等。

（5）组长是孕产妇营养项目的学科带头人，负责组织每周一次的营养学科小组学习和讨论，保证成员的指导技能、专业知识等方面不断提高。

（6）组长负责持续改进工作方法，保证适宜有效。

（7）组长协调医生站点开具处方，保证最大数量人群的筛查，保证有需求人群的干预，保证高危人群的及时转诊。

（8）组员负责每个营养项目的系统和设备操作使用、报告讲解、健康宣教。

（9）组员负责针对不同阶段孕产妇制定适宜的营养干预计划并负责指导实施。

（10）组员负责掌握孕产妇的营养指导及干预的诊疗计划，在各诊疗环节了解孕产妇对相关营养知识的掌握情况和具体需求，找出问题并协调解决，及时与孕产妇沟通，使孕产妇营养干预计划完善并得以实施。

（11）组员负责对所服务的孕产妇营养指导及干预效果追踪，适时电话沟通院外锻炼与健康促进情况，落实孕产妇转介和孕产妇复诊制度。

（12）组员负责使用及维护设备，保证其处于正常状态。

十五、营养指导干预工作流程

常用工具有：人体成分分析仪、体力活动调查、膳食调查表和生活方式调查表。

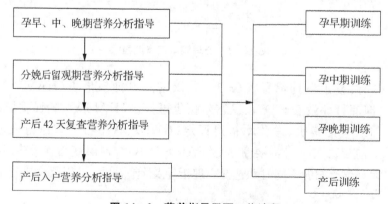

图 14-2 营养指导干预工作流程

十六、母乳分析工作流程

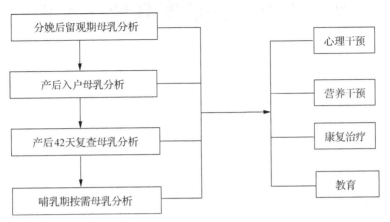

图 14-3 母乳分析工作流程

常用工具:母乳成分分析仪。

第十五章 产后康复转介流程

一、各级产后盆底功能康复中心职责

1. 筛查中心

社区医疗机构,负责产后康复及盆底疾病科普,提高女性健康意识,对辖区服务对象进行产后保健各项常规检查及盆底功能筛查,负责产后康复检查及盆底功能常见问题筛查评估。

2. 防治中心

县级医疗机构,负责接受社区医疗机构转诊及对下级医疗机构进行指导,对辖区内产后康复不良及盆底功能障碍的产妇进行常规指导与康复治疗,在辖区内提供产后康复及盆底疾病知识科普,提高女性健康意识。

3. 诊治与技术指导中心

市级及以上医疗机构,负责接受下级产后康复及盆底疾病转诊,以及产后及盆底疑难问题处理。对辖区内下级医疗机构进行相关医疗技术指导、专业人员技术培训及督导检查,负责对辖区内的各级中心进行质控管理,有条件的可创建"产后康复实训基地"。

二、转诊与双向转诊

为了给患者提供方便、快捷、优质、连续性的医疗服务,加强上、下级医疗机构之间的联系,使各级医院之间逐步形成一个有序的转诊制度。重视转诊与双向转诊工作,对于只需进行后续治疗、疾病监测、康复指导、护理等服务的患者,医院应结合患者意愿,宣传、鼓励、动员患者转入患者所在辖区的产后康复及盆底康复机构完成后续康复治疗。根据患者病情需要,可以由下级医疗机构产后康复及盆底康复相关科室的科主任或诊疗组长认定确实需要向上级医疗机构转出的病人,并保证患者转出过程中的安全。

参照第十四章"双向转诊制度"及"院内转诊制度"相关规定具体执行。

三、相关产后康复及盆底功能障碍性疾病转介

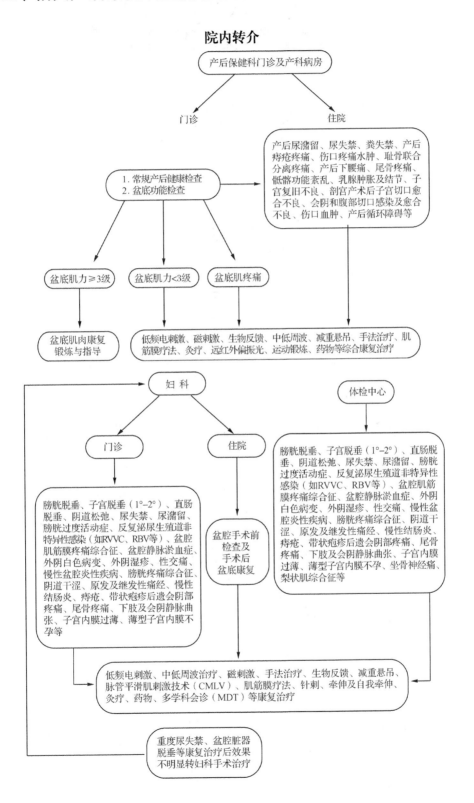

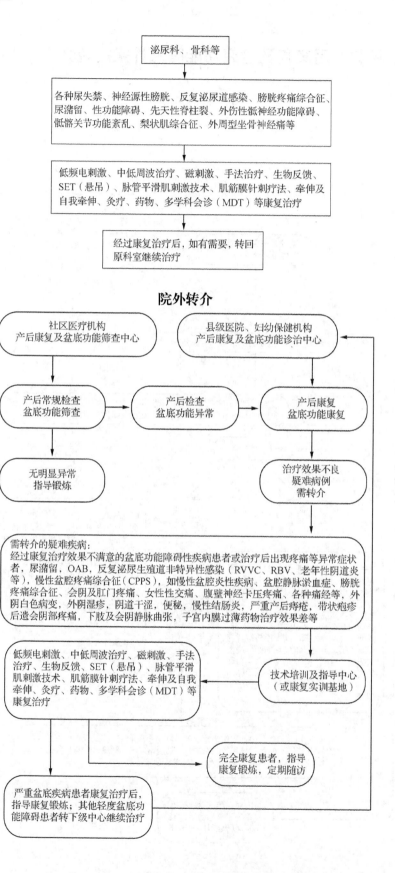

泌尿科、骨科等

各种尿失禁、神经源性膀胱、反复泌尿道感染、膀胱疼痛综合征、尿潴留、性功能障碍、先天性脊柱裂、外伤性骶神经功能障碍、骶髂关节功能紊乱、梨状肌综合征、外周型坐骨神经痛等

低频电刺激、中低周波治疗、磁刺激、手法治疗、生物反馈、SET（悬吊）、脉管平滑肌刺激技术、肌筋膜针刺疗法、牵伸及自我牵伸、灸疗、药物、多学科会诊（MDT）等康复治疗

经过康复治疗后，如有需要，转回原科室继续治疗

院外转介

社区医疗机构
产后康复及盆底功能筛查中心

县级医院、妇幼保健机构
产后康复及盆底功能诊治中心

产后常规检查
盆底功能筛查

产后检查
盆底功能异常

产后康复
盆底功能康复

无明显异常
指导锻炼

治疗效果不良
疑难病例
需转介

需转介的疑难疾病：
经过康复治疗效果不满意的盆底功能障碍性疾病患者或治疗后出现疼痛等异常症状者，尿潴留，OAB，反复泌尿生殖道非特异性感染（RVVC、RBV、老年性阴道炎等），慢性盆腔疼痛综合征（CPPS），如慢性盆腔炎性疾病、盆腔静脉淤血症、膀胱疼痛综合征、会阴及肛门疼痛、女性性交痛、腹壁神经卡压疼痛、各种痛经等，外阴白色病变，外阴湿疹，阴道干涩，便秘，慢性结肠炎，严重产后痔疮，带状疱疹后遗会阴部疼痛，下肢及会阴静脉曲张，子宫内膜过薄药物治疗效果差等

低频电刺激、中低周波治疗、磁刺激、手法治疗、生物反馈、SET（悬吊）、脉管平滑肌刺激技术、肌筋膜针刺疗法、牵伸及自我牵伸、灸疗、药物、多学科会诊（MDT）等康复治疗

技术培训及指导中心
（或康复实训基地）

完全康复患者，指导康复锻炼，定期随访

严重盆底疾病患者康复治疗后，指导康复锻炼；其他轻度盆底功能障碍患者转下级中心继续治疗

产后盆底功能诊治流程

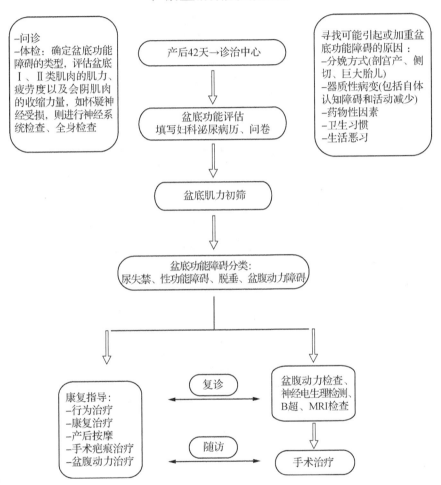

盆底疾病康复转诊流程图

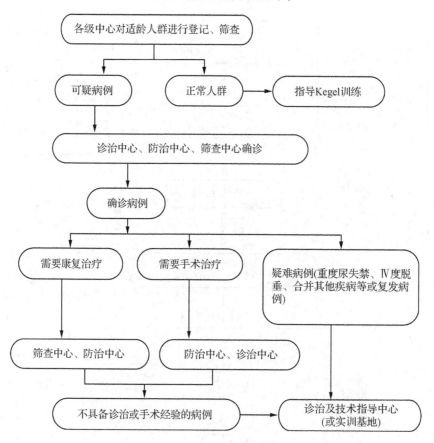

附录

常用孕产康复检查操作流程

一、盆底超声检查流程

信息录入,录入被检查者 ID 号。

1. 腔内容积探头 2D

(1) 正中矢状面 2D(静息):进行膀胱残余尿量测定、逼尿肌平均厚度测量、前盆腔静息状态测量。

(2) 正中矢状面 2D(Valsalva):动态 Valsalva+最大 Valsalva 状态下的前盆腔测量。

(3) 2D:肛门内外括约肌扫查,动态从肛门至直肠壶腹部。

(4) 2D:肛提肌扫查,正中与左右两侧肛提肌 静态+收缩。

2. 4D(肛门内外括约肌):缩肛动态+Ipage 断层

肛门括约肌收缩状态:①平面框的点放在黏膜中心;②平面横平;③竖直。

Ipage 断层选 B 平面纵切,根据肛管长度调层厚、层间距,保证第一幅图肛门内括约肌刚显示,最后一幅图调至肛门外括约肌止点上方。

3. 腹部容积探头

(1) 正中矢状面 4D(缩肛):正中矢状面收缩状态取样,调节 A 平面 Z 轴,绿线压在耻骨联合后下缘至肛提肌下缘(肛直肠角后缘)。

Ipage 按横切,转 Y 轴,滚球上下移动—开闭闭。

(2) 正中矢状面 4D(Valsalva)

4. 动态 Valsalva+最大 Valsalva 时静态肛提肌裂孔测量

Valsalva 状态取样,调节 A 平面,绿线压在耻骨联合后下缘至肛提肌下缘(肛直肠角后缘),选智能盆底- Valsalva -输入-测量—编辑 。

二、尿流率检测流程(PHENIX USB8)

(1) 开机并检查仪器是否工作正常。

(2) 点击档案与诊断,建立被检查者档案。

(3) 双击被检查者名字进入该档案。

(4) 点击流量器按钮,进行尿流率检测。

(5) 嘱被检查者暴露腹部及会阴,将 2 片电极贴于腹肌上,将 A2 连接上;将 2 片电极贴于会阴部,将 A1 通道连接。

(6) 嘱被检查者坐在流量器椅子上,点击"新建"按钮,点击"开始",进行尿流率检测。

(7) 完成排尿后,取下电极,清理小便。

(8) 分析报告,打印报告。

三、外周神经功能检测流程（PHENIX USB8）

（1）开机并检查仪器是否工作正常。

（2）进入被检查者档案，输入被检查者资料。

（3）接上电极：将 A1＋通道连接盆底肌肉治疗头放置于病人阴道，A1－通道接上 50 mm×90 mm 电极片贴于病人 S3 处。

（4）输入检查或治疗部位的外周神经名称。

（5）进行外周神经受损部位阈值测评：进入电流强度测评，医生把手放到被检查者会阴中心腱，感觉到被检查者不自主颤抖后完成强度测评。

（6）外周神经检测全部完成后，设备在被检查者资料里自动生成治疗方案。该仪器可以根据检测结果进行相应的外周神经损伤的治疗。

（7）完成检查或治疗后关机。

四、盆底功能压力筛查操作流程（PHENIX USB2）

1. 准备

盆底肌肉检查康复器——压力型、耦合剂、电极片、酒精。

2. 启动程序及建档

启动仪器检测程序，建立档案。

3. 盆底肌肉压力检测

（1）连接电极

①将 E 通道接上阴道压力探头，并于耻骨联合平面行压力调零。

②在阴道测压探头上套一次性隔离套（避孕套），均匀涂抹润滑剂，放入阴道内（操作时动作宜轻柔，探头顶端放置在阴道宫颈外口处）。

③使用针筒向压力球囊探头内充气 20 mL，如果被检查者不能耐受 20 mL，充气至其最大耐受，并记录充气量。

④A2 通道接上电极片贴于被检查者下腹部，地线接上电极片贴于被检查者表面无肌肉组织覆盖的部位（如髂骨或髌骨）。多选择髂前上棘作为地线，三个电极片构成等腰三角形。

（2）压力检测程序选择

①进入被检查者档案，进入压力检测，新建压力检测；下拉菜单，选择检查项目"盆底肌肉评估"。

②进入"压力检查"，选择"妇女泌尿学"，点击确认键。

③机器自动检测电极连接情况，如正常连接，A2、E 通道会自动显示为"on"，然后点击确认键。

（3）压力检测程序前基准值的调整

①腹部肌肉收缩基准值：点击"reset"进行基线调整，嘱患者用最大力量收缩腹部肌肉 3 次，然后放松；程序将自动获取腹部肌肉最大、最小肌电值（0－2 μV）。完成后进入

下一步。

②阴道肌肉收缩基准值：点击"reset"进行基线调整，交代被检查者用最大力量收缩阴道 3 次，然后放松（其他肌肉务必呈放松状态，患者的腹肌、臀肌或大腿肌肉的紧张或收缩对检测有很大的影响，这是质量控制关键部分）；仪器检测程序将自动获取阴道肌肉最大压力值、静息压力值(cmH₂O)，完成后进入下一步。

（4）开始压力检测程序检测

①被检查者通过肌肉收缩，使反馈曲线（蓝线）和模式（黄线）一致。检测时间共 4 分钟，自动循环检测图形界面，检测结束后，可自动保存。

②跳出平均曲线的对话框后，进行疲劳度测量（具体参考诊断报告规则）。

③返回工作站，从检查报告中分析、填写一类肌和二类肌（慢肌和快肌），分析肌力、疲劳度、阴道动态及静态压力值等，保存并打印。

五、姿势评估操作流程

（1）准备工作，开启设备，检查设备是否正常工作，调整摄像头、屏幕位置。

（2）引导被检查者按不同检查目标正确摆放体姿和体位。

（3）打开人体姿态评估软件，进入操作界面。

（4）告知被检查者评估检查注意事项。

（5）正确标记体表骨性标志点。

（6）登记被检查者基本信息并进行数据及图像采集。

（7）分析数据，打印评估报告。

（8）根据检查分析的结果制定个性化运动康复训练计划以及治疗方案。

六、产后康复综合治疗仪操作流程

（1）核对产妇姓名及基本情况。

（2）说明所做仪器的作用及注意事项。

（3）检查仪器、电极、导线是否完好，是否正常运转。

（4）接通电源，打开开关，确定仪器是否正常运转。

（5）检查评估产妇乳房情况，放置电极片，选择处方，告知产妇感受，调节治疗时间和治疗强度。治疗强度以产妇自觉舒适为宜。

（6）治疗结束，取下电极片，关掉开关，断开电源，再次检查评估乳房情况告知产妇，并告知哺乳注意事项。

七、乳腺疏通电刺激及手法操作流程

1. 电刺激治疗

仪器操作见产后综合治疗仪操作流程。

2. 乳房手法按摩

（1）洗净双手,戴一次性无菌橡胶手套。

（2）暴露乳房,涂抹润肤油。

（3）一手拇指与其余四指分开,于乳房下端托住乳房。

（4）另一手小鱼际或拇指、中指、示指三指指腹并拢按顺时针方向螺旋式按摩乳房使乳房变软;手法按摩力量以不引起产妇乳房疼痛为宜。

（5）拇指、示指放在距乳头根部 2 cm 处,二指相对挤出乳汁。

（6）从各方向按压乳晕,使乳窦内乳汁顺利排出。

（7）注意手指不应滑动或摩擦,不要挤压乳头。

（8）一侧乳房至少挤压 3—5 min 后再挤另一侧,持续时间 15—30 min。

八、高光功率光子治疗仪操作流程

（1）核对产妇姓名及基本情况。

（2）说明仪器作用及注意事项。

（3）暴露产妇治疗部,评估会阴或切口情况。

（4）接通电源,打开开关,将治疗头对准治疗部位,间距 20 cm,保留散热空间,设置治疗时间,按开始键开始治疗。

（5）治疗结束,关掉开关,断开电源。

（6）做好设备日常清洁保养工作。

九、空气压力波治疗仪操作流程

（1）核对产妇姓名及基本信息。

（2）说明仪器治疗作用及注意事项。

（3）暴露治疗部位,评估双下肢情况。

（4）接通电源,打开开关,穿上气压套,设置时间和强度,治疗强度以产妇自觉舒适为宜。

（5）治疗结束,卸掉气压套,断开电源。嘱咐产妇下肢多运动如踝泵运动。

十、高能远红外治疗仪操作流程

（1）核对产妇姓名及基本信息。

（2）详细告知仪器作用及治疗注意事项。

（3）暴露产妇治疗部,评估会阴或切口情况,包括是否疼痛、水肿、充血、渗液、感染等。

（4）接通电源,打开开关,将治疗头对准治疗部位,间距 20 cm,保留散热空间,设置治疗时间,按开始键开始治疗。

（5）治疗结束,关掉开关,断开电源。

（6）做好设备日常清洁保养工作。

十一、乳房电刺激治疗仪操作流程

（1）核对产妇姓名及基本情况。

（2）详细告知仪器的作用及治疗注意事项。

（3）检查仪器、电极、导线是否完好，是否能正常运转。

（4）接通电源，打开开关，确定治疗的正常运转，检查评估产妇乳房情况，放置电极片，选择处方，告知产妇感受，调节治疗时间和强度，治疗电刺激强度以产妇自觉舒适为宜。

（5）治疗结束，取下电极片，关掉开关，断开电源，再次检查评估乳房情况告知产妇，并说明哺乳注意事项。

（6）做好设备日常清洁保养工作。

十二、中医灸疗操作流程

（1）仔细询问产妇身体情况，做出合理辩证施灸方案。

（2）根据施灸的部位，选择适宜的体位。

（3）根据施灸顺序进行灸疗。

（4）每次施灸 15—20 min，以施灸部位出现红晕为度，注意观察避免烫伤。

（5）施术后受术者宜卧床休息 5—10 min，不宜马上进行剧烈运动。

（6）若发生晕厥现象，立刻停止灸疗，并采取相应措施。

（7）施灸后皮肤出现红晕是正常现象，施灸时不宜热力过强，施灸过重。

（8）严格遵守操作技术规范，掌握灸疗适应证、禁忌证及注意事项等。

十三、光波理疗的操作流程

（1）接通电源，检查仪器运行是否正常，治疗前预热光波理疗仪。

（2）核对产妇姓名，并了解基本情况。

（3）说明光波治疗作用及治疗前后注意事项。

（4）设定光波房温度及治疗时间，暴露产妇治疗部位。

（5）治疗过程中严密观察产妇情况，注意产妇不宜治疗时间过长，避免出汗过多虚脱，如有不适及时发现并解决问题，确保产妇安全。

（6）治疗结束，嘱咐产妇穿好衣服再开门，适当休息后再离开。

（7）做好设备日常清洁保养工作。

十四、盆底低频电刺激操作流程

（1）将 A 通道连接阴道电极，阴道电极头表面涂抹少量的导电膏，沿阴道轴线放进患者阴道内。

（2）根据盆底肌功能检测结果选择合适的低频电刺激治疗方案，调节电流强度至患者适合的强度后开始治疗。

（3）如果电流强度调至 40—50 mA 患者没有感觉，必须检查导连线是否松动、接触不良或肌电头是否损坏。

（4）如果没有机械故障，应进行阴部神经功能检查。

（5）排除机械及神经因素，可先进行阴部神经电刺激治疗及平滑肌电刺激改善盆腔组织循环。

十五、电子生物反馈操作流程

（1）连接阴道电极，用生理盐水润湿阴道电极或在电极头部涂抹少量的导电膏，放进被治疗者阴道内，骨连接电极贴于一侧髂前上棘。

（2）连接腹肌电极片，部位为腹斜肌和腹直肌。

（3）选择生物反馈方案（包括多媒体生物反馈和 Kegel 训练）进行治疗。

十六、运动训练操作规范

（1）进行运动训练前首先要制定完善的运动处方，基本内容包括运动方式、运动量及运动注意事项。

（2）根据康复干预者的具体情况，选择适当的个性化运动方案，注意避免竞技性运动。

（3）有氧运动训练常用的方式：医院内训练方式目前以减重悬吊训练、徒手仰卧位训练、指导自我牵张与拉伸等为主；院外自我训练主要有步行、游泳等。

（4）有氧运动量取决于强度、时间、频率。目前监测指标以心率监测为主，衡量标准为靶心率×（70%—85%）（靶心率＝220－年龄）。

（5）每次运动都必须包括准备活动、训练活动和结束活动。除去准备和结束活动，有氧运动时间一般为 15—40 min，频率为每周 3—5 次。

（6）合适运动强度的主要标志是：运动时轻微出汗、轻度呼吸加快但不影响正常对话。

（7）合适运动量的主要标志是：运动次日早晨起床时感觉舒适，无肌肉酸痛为主。

（8）训练时注意周围环境，寒冷和炎热环境相对降低运动量和运动强度，注意训练环境通风，穿戴宽松。

（9）定期检查和修正运动处方，调整进阶或降阶，避免错误训练。

（10）运动时发生疼痛或其他症状，应停止运动，及时做出医学指导。

（11）运动需持之以恒，如间隔 4—7 天以上再开始运动时，宜稍减低强度。

参考文献

［1］ACOG Committee Opinion No. 736：Optimizing Postpartum Care［J］. Obstetrics & Gynecology，2018，131(5)：e140 - e150. DOI：10. 1097/AOG. 0000000000002633.

［2］NICE（2019）Urinary incontinence and pelvic organ prolapse in women：management［J］. BJU Int，2019，123(5)：777 - 803. DOI：10. 1111//bju. 14763.

［3］Marie-Victoire Sénat，Loïc Sentilhes，Anne Battut，et al. Postpartum practice：guidelines for clinical practice from the French College of Gynaecologists and Obstetricians（CNGOF）［J］. Eur J Obstet Gynecol Reprod Biol，2016 ，202：1 - 8. DOI：10. 1016//j. ejogrb. 2016. 04. 032.

［4］Poli-Neto O B，Martins C C，Toscano P，et al. Electromyographic characterisation of abdominal wall trigger points developed after caesarean section and response to local anaesthesia：an observational study［J］. BJOG，2018 ，125(10)：1313 - 1318. DOI：10. 1111/1471 - 0528. 15204.

［5］Brauman D. Diastasis recti：Clinical anatomy［J］. Plastic and Reconstructive Surgery，2008，122(5)：1564 - 1569.

［6］Silver F H，et al. Invited Review：Role of mechanophysiology in aging of ECM：effects of changes in mechanochemical transduction［J］. Journal Applied Physiology，2003，95(5)：2134 - 2141.

［7］程芳,谭容容,刘素珊,等. 电刺激结合按摩对产后盆腔肌筋膜疼痛的疗效研究［J］. 中国妇幼健康研究,2014,25(6)：1015 - 1018.

［8］程芳,杨云洁,罗亚,等. 不同盆底肌功能康复训练方法对产后盆底肌功能降低初产妇的恢复作用［J］. 中华妇幼临床医学杂志(电子版),2019,15(3)：334 - 342.

［9］程芳,杨云洁,刘卫平,等. 肌筋膜触发点针刺联合低频电刺激和骶髂关节拉伸复位治疗围产期耻骨联合分离症的疗效观察［J］. 中国实用妇科与产科杂志,2019,35(2)：230 - 233.

［10］Cheng Fang. Effect of Pelvic Floor Muscle Rehabilitation in Preventing Recurrent Vulvovaginal Candidiasis and Recurrent Bacterial Vaginosis［J］. Journal of Gynecology and Obstetrics,2018,6(4)：94.

［11］范玲,黄醒华. 对孕产妇的心理评估与干预［J］. 中华围产医学杂志,2001,4(2)：188.

［12］匡军秀,魏敏,白骏. 产妇心理与分娩方式及分娩过程的关系［J］. 中华围产医学杂志,2003(1)：3 - 5 .

［13］胡电,古航,熊英,等. 产后抑郁症与孤啡肽及单胺类递质的相关性研究［J］. 中

华神经精神疾病杂志,2003,29(5):321-322.

[14] 杨小华.甲状腺素 T3 与产后抑郁症关系探讨[J].中国医学理论与实践,2002,10:1548.

[15] 崔才三,隋京美,韩丹春.产后抑郁症病因、诊断及防治的研究进展[J].现代妇产科进展,2005,14(4):319-321.

[16] 卫生部.关于印发《孕产期保健工作管理办法》和《孕产期保健工作规范》的通知(卫妇社发〔2011〕56 号)[R].北京:卫生部,2011.

[17] Chen C H. Revision and Validation of a Scale to Assess Pregnancy Stress[J]. The Journal of Nursing Research, 2015,23(1):25-32.

[18] 李丹,吴苹,刘俊升.孕妇妊娠压力量表的信效度初步检验[J].心理研究,2013,6(2):64-69.

[19] Tanglakmankhong K, Perrin N A, Lowe N K. Childbirth self-efficacy inventory and childbirth attitudes questionnaire:psychometric properties of Thai language versions[J]. Journal of Advanced Nursing,2011,67(1):193-203.

[20] 危娟,刘洁英,张莉芳,等.分娩恐惧量表的汉化及信效度检测[J].护理学杂志,2016,31(2):81-83.

[21] 张明园,何燕玲.精神科评定量表手册[M].长沙:湖南科学技术出版社,2016.

[22] 汪向东,王希林,马弘.中国心理卫生评定量表手册[M].北京:中国心理卫生杂志社,1999.

[23] 李凌江,马辛.中国抑郁障碍防治指南[M].2 版.北京:中华医学电子音像出版社,2015.

[24] David Taylor,Carol Paton,Shitij Kapur. Maudsley 精神科处方指南[M].司天梅,译.北京:人民卫生出版社,2017.

[25] Grzeskowiak L E, McBain R, Dekker G A, et al. Antidepressant use in late gestation and risk of postpartum haemorrhage:a retrospective cohort study[J]. BJOG, 2016,123(12):1929-1936.

[26] 赵靖平,施慎逊.中国精神分裂症防治指南[M].2 版.北京:中华医学电子音像出版社,2015.

[27] 中国营养学会.中国居民膳食营养素参考摄入量:2013 版[M].北京:科学出版社,2014.

[28] 中国营养学会.中国居民膳食指南:2016 科普版[M].北京:人民卫生出版社,2016.

[29] 中国疾病控制预防中心营养与健康所.中国食物成分表[M].北京:北京大学医学出版社,2018.

[30] 唐佳松,吕小娟,张晓杰,等.个体化膳食营养联合盆底康复治疗产后阴道前壁膨出的效果观察[J].中国妇幼保健,2019(3):507-509.

[31] Berens P, Brodribb W. ABM clinical protocol ♯20:Engorgement, revised 2016[J]. Breastfeeding Medicine,2016,11:159-163.